普通高等教育"十一五"国家级规划教材

全国高等医药院校药学类实验双语教材

中药显微鉴定

Experiment and guidance for Microscopical
Identification of Traditional Chinese Medicines

实验与指导（第2版）

主编　毕志明
编者　（以姓氏笔画为序）
　　　王　龙　刘丽娟　刘惠娟
　　　毕志明　李　健　吴凌莉
　　　张　珊　黄　炎

中国医药科技出版社

内 容 提 要

本教材是全国高等医药院校药学类实验双语规划教材之一。全书分为 2 章，第一章介绍中药显微鉴定基本技术；第二章为中药显微鉴定实验操作和鉴别要点简介，全部实验除用中、英文双语描述外，对各类中药的组织构造以及粉末特征均附有原色显微图像或墨线图，使之更具科学性、真实性、可观性。

本书可作为全国高等医药院校中药学相关专业的本科学生教材，也可作为有关专业研究生教学参考和实验指导用书。

图书在版编目（CIP）数据

中药显微鉴定实验与指导：汉英对照／毕志明主编.
—2 版 . —北京：中国医药科技出版社，2015. 8
全国高等医药院校药学类实验双语教材
ISBN 978 – 7 – 5067 – 7745 – 2

Ⅰ. ①中… Ⅱ. ①毕… Ⅲ. ①中药鉴定学 – 显微结构
– 医学院校 – 教学参考资料 – 汉、英 Ⅳ. ①R282.5

中国版本图书馆 CIP 数据核字（2015）第 202540 号

美术编辑 陈君杞
版式设计 郭小平
出版 中国医药科技出版社
地址 北京市海淀区文慧园北路甲 22 号
邮编 100082
电话 发行：010 – 62227427 邮购：010 – 62236938
网址 www. cspyp. com. cn
规格 787×1092mm ¹⁄₁₆
印张 9½
字数 193 千字
初版 2007 年 12 月第 1 版
版次 2015 年 9 月第 2 版
印次 2015 年 9 月第 1 次印刷
印刷 北京九天众诚印刷有限公司
经销 全国各地新华书店
书号 ISBN 978 – 7 – 5067 – 7745 – 2
定价 29.00 元

序

　　教学是学校人才培养的中心环节，实验教学是这一环节的重要组成部分。《教育部、财政部关于"十二五"期间实施"高等学校本科教学质量与教学改革工程"的意见》要求进一步推进高等学校实验教学改革与创新，促进创新人才成长。《全国高等医药院校药学类实验双语教材》是中国药科大学自2005年以来坚持药学实践教学改革，突出提高学生动手能力、创新思维，通过承担教育部"世行贷款——21世纪初高等教育教学改革项目"等多项教改课题，逐步建设完善的一套与药学各专业学科理论课程紧密结合的高水平双语实验教材，也是普通高等教育"十一五"国家级规划教材。

　　本轮修订，适逢《全国高等医药院校药学类第四轮规划教材》及2015年版《中国药典》出版，整套教材的修订强调了与新版理论教材知识的结合，与2015年版《中国药典》、新版《药品质量管理规范》（GMP）等新颁布法典法规结合，为更好的服务于新时期高等院校药学教育与人才培养的需要，在上一版的基础上，进一步体现了各门实验课程自身独立性、系统性和科学性，又充分考虑到各门实验课程之间的联系与衔接，主要突出了以下特点。

　　1. 适应医药行业对人才的要求，体现行业特色　契合新时期药学人才需求的变化，使修订后的教材符合2015年版《中国药典》及新版GMP、新版GSP等国家标准、法规和规范以及新版国家执业药师资格考试大纲等行业最新要求。

　　2. 更新完善内容，打造教材精品　在上一轮教材基础上进一步优化、精炼和充实内容。紧密结合《全国高等医药院校药学类第四轮规划教材》，强调与实际需求相结合，进一步提高教材质量。

　　3. 坚持双语体系，强调素质培养　教材以实践教学为突破口，采用双语体系编写，有利于加快药学教育国际接轨，提高学生的科技英语水平，进一步提升学生整体素质。

　　《全国高等医药院校药学类实验双语教材》历经十年三轮建设，在各个时期广大编写教师的努力下，在广大使用教材师生的支持下日臻完善。本轮教材的出版，必将对推动新时期我国高等药学教育的发展产生积极而深远的影响。希望广大师生在教学实践中对本套教材提出宝贵意见，以便今后进一步修订完善，共同打造精品教材。

吴晓明

全国高等医药院校药学类规划教材常务编委会主任委员

二〇一五年八月

前　言

　　中药显微鉴定技术与实验，是对中药材进行组织、粉末分析，从而达到鉴别中药真、伪、优、劣的目的。实践证明显微分析鉴定是鉴别中药快速、简便、准确的科学方法之一。因此，进行中药显微鉴定研究具有重要的科学意义和实际应用价值。

　　《中药显微鉴定实验与指导》是全国高等医药院校药学类实验双语规划教材之一，与《中药显微鉴定》课程的课堂教学配套使用。作者根据全国高等医药院校本科《中药显微鉴定》教学大纲，结合中国药科大学生药学科多年的教学、科研实践成果编写成此教材。本实验教材共分两章。

　　第一章介绍中药显微鉴定基本技术。

　　第二章为中药显微鉴定实验，主要介绍各实验的操作和鉴别要点，有 20 个实验项目，包括中药显微鉴定基本技术实验 1 个，植物类中药的显微鉴定实验 13 个，动物类中药的显微鉴定实验 3 个，中成药显微分析实验 3 个。全部实验除用中、英文双语描述外，对各类中药的组织构造以及粉末特征均附有原色显微图像或墨线图，使之更具科学性、真实性、可观性。

　　本实验教材，可作为中药学相关专业的本科及研究生教学参考和实验指导用书。

　　本书的编写得到了中国药科大学的大力支持和资助；作者在编写过程中主要参考了《中药材粉末显微鉴定》《中国药材学》《常用中药材品种整理及质量研究》（南方片组及北方片组）以及《中成药显微分析》等多部科研专著；在此谨向以上单位及专著作者致谢！

　　由于时间关系及编者水平有限，书中难免存有不足之处，恳请各位读者批评指正，以便修改。

编　者

2015 年 4 月

目　录

第一章　中药显微鉴定基本技术　／1

第二章 中药显微鉴定实验 / 34

Chapter 2 Experiments for Microscopical Identification of Traditional Chinese Medicines / 34

第一章
中药显微鉴定基本技术

中药显微鉴定是应用显微鉴定的理论和实验技术，利用光学显微镜（或电子显微镜）对中药的组织、粉末进行微观分析的一项专门技术，系运用显微镜观察药材内部的组织、细胞及其后含物特征，描述显微鉴别点，并制订显微鉴别依据。鉴别时应选择有代表性的样品，制作不同的显微制片；一般作横切面片或粉末片，必要时可作纵切面片或解离组织片等。植物的根、根茎、藤茎、皮、木类药材，以组织切片为主；叶、花、果实、种子等类药材以表面制片或粉末片为主；全草类药材采用组织制片或粉末片相结合。为配合中成药的显微分析，动物类及矿物类药材均以粉末片为主。

进行中药显微鉴定，需要具备动、植物形态解剖学，矿物学的晶体光学以及显微化学的基本知识和显微标本片的制作技术。鉴定过程中一般需掌握显微制片，显微观察及描述，显微测量及描绘以及显微摄影等。

显微鉴定具有用料少、快速、简便以及准确的特点。《中国药典》收载的中药大多有显微鉴定项；在制订中药原料药及新产品质量标准等方面，显微鉴定具有十分重要的作用，是重要的中药鉴定方法。本章主要介绍中药显微鉴定的基本技术。

第一节　中药材显微标本片的制作

一、徒手制片法

徒手切片法为常用的基本制片方法，制成的切片可保持组织、细胞及其后含物的原有形态，便于进行观察及各种显微化学反应，方法简便，不受条件的限制，但需具备较熟练的操作技术。

1. 材料的预处理

将新鲜药材或用潮湿纱布包裹湿润 2 小时或以上的干药材切成长 3cm 以上，直径 1cm 大小的块或段，较坚硬的药材直径 0.5cm 为宜，待切面应削平。质地软硬适中的药材可直接进行切片；质地坚硬的药材则须经软化处理后方能切片。常用的软化方法是在玻璃干燥器中放入 0.5% 苯酚水液，将需软化的药材放入不加盖的小玻璃器内并置干燥器的横隔板上，密封干燥器盖即可。经 12 ~ 24 小时后，一般药材均可吸湿软化。

较坚硬的材料，可置水中浸软或煮沸，时间长短视药材坚硬程度而定（如竹茎则需煮一天）；或用纯甘油浸泡。极坚硬的材料，还可用氢氟酸浸渍软化后切片，方法是将材料用水煮过后，放入氢氟酸与水各半的溶液中；若十分坚硬，可用纯氢氟酸软化，取出后水洗净备用。注意若药材组织中含硅质块，是为鉴别特征，因氢氟酸可溶解硅质块，则不可选用此法。另因氢氟酸腐蚀玻璃，故放置药材的标本瓶宜选用塑料质地。

对柔软而不便切片的药材可浸入 70% ~95% 的乙醇中，20 分钟后即可变得较硬；柔软而薄的叶、花等材料，则可先夹于胡萝卜、土豆或通草的茎髓中。细小的种子或果实可直接浸入熔融的石蜡中，使材料外包以石蜡；或取一小方块石蜡用烧红的解剖针在石蜡的一端烫一小孔，立即将材料放入孔中，待石蜡凝固后便可进行切片。

2. 横切面片

即与根、茎的长轴，叶柄、花梗、果柄方向相垂直的切面；种子与种脊相垂直的切面称横切面。

（1）切片　取叶、花、根、根茎类干药材，修平切面，加水于叶、花上或待切面上润湿备用；用左手拇指、食指握持并用中指抵住材料，材料上端高出手指不超过 3 ~ 4mm。右手持刀片，坚硬材料常选用单面刀片，柔软材料则选用双面刀片；刀口向内并使刀刃与材料的切面平行，移动右臂使刀口自左前方向右后方斜滑即可得到薄片。注意切片时要保持材料平整，刀口轻轻压住材料（是控制切片厚薄的关键），要用臂力而不用腕力，左手不动，并在材料和刀片上时时用水（用于坚硬材料）或稀乙醇（用于较柔软或含黏液的材料）使保持湿润，以防止材料干燥收缩和避免切出的薄片粘在刀片上不易取下。将切得的薄片用毛笔轻轻从刀片上刷下，移至蒸馏水或稀乙醇的培养皿中，选择薄而完整的切片即得。

果实、种子等视质地而定。柔软或新鲜材料可直接切片。切片时将材料置载玻片上，待切面与载玻片垂直，用左手拇指和中指固定材料，食指压在材料上方，细小果实、种子仅用食指指甲压住材料；右手持刀片，刀面与材料紧贴且垂直，由前向后作连续切片即得。

（2）选片装片　选择薄而完整的切片置载玻片上，加水或稀乙醇 1 滴于切片上，盖上盖玻片，置低倍镜下观察，选取组织构造完整、特征清晰者备用。

（3）染色及封固　徒手切片一般不染色，按照检测的需要直接封藏于适宜的试液中，如水合氯醛液、斯氏液或某种显微化学试液等。如需制作半永久性标本片，可用稀甘油洗去原切片的试液，后用溶化的甘油明胶封藏。若需制作永久显微标本片，应选用结构完美、清晰的切片，按照石蜡切片项下的脱水、染色、透明及封固等步骤完成操作即可。

3. 表面片

表面片主要用于观察叶类、花类和孢子花粉等药材的表面观显微特征。需先将样品湿润，依据材料性质的不同而选择不同的制片方法，如较薄的片状材料可采用整体封藏法；粉末状的孢子、花粉粒可采用涂铺制片法；部分较厚的材料可用表面撕离法。

（1）整体封片法　适用于质地较薄的叶片、萼片和花瓣等药材。可用刀片切取 4 × 8mm^2 所需部分，置载玻片上，加水合氯醛液 2 ~3 滴，在酒精灯上小火缓缓加热，直至材料透明，放置待凉后，加甘油酒精 1 ~2 滴，将材料切成 4 ×4mm^2 的两小块，一正一反，盖上盖玻片。

（2）涂片制片法　主要用于花粉和孢子的显微观察。即将材料放于载玻片上，用解剖刀压住材料并向载玻片的一边拖过去，注意用力均匀，使花粉、孢子涂铺成均匀的一薄层。也可取花粉、孢子置载玻片上，加水合氯醛液透化后，用解剖针将材料与试液轻轻拌和均匀散布于盖玻片下方。

在花粉或孢子的制片过程中，常用醋酸分解离析，以便更清晰地观察花粉壁或孢子壁的构造，具体方法如下：取花药（或小的花朵）或孢子囊群，浸于冰醋酸中软化，用玻棒捣碎，以铜筛过滤于离心管中，以离心机取沉淀备用。加新鲜配制的醋酐与硫酸（9∶1）的混合液 1～3ml，置水浴中加热 2～3 分钟，使花粉、孢子内壁与原生质完全溶解以离心机离取沉淀。沉淀（除去内壁及原生质的花粉粒）用蒸馏水洗涤 2～3 次。加 50% 甘油，再加 1% 醋酸 3～4 滴至小玻璃管中保存。取出少许保存的材料用内含复红染料的甘油明胶封藏，也可将处理过的花粉粒用水合氯醛液装置观察。

（3）表皮撕离法　质地厚的叶片、萼片、花瓣或浆果、茎等材料需撕离表皮观察。方法是用尖头镊子将软化或新鲜材料的表皮撕下；或用解剖刀将不需观察的叶肉组织轻轻刮去，只留表皮。将所得表皮外表面向上，放在载玻片上，加水合氯醛液 1～2 滴加热透化，再加甘油酒精 1 滴，盖上盖玻片就可供临时观察。

材料经透明后的表面标本片，均可制成半永久性或永久性制片。半永久制片：将临时制片除去水合氯醛液，加 1～2 滴甘油浸渍片刻，用滤纸吸尽，再重复 1 次，以除尽水合氯醛液，滴加溶化的甘油明胶，加盖玻片，稍加压，放置待凝固后加贴标签即得。永久制片：宜用于整体封藏和涂铺制片的材料，可将材料至带塞的小试管或小瓶中，经低至高浓度乙醇、无水乙醇、丙酮、二甲苯等处理，逐步脱水经透明后封藏于中性树胶中即得。因撕离的表皮往往仅有一层细胞，脱水、透明等操作可直接在载玻片上进行。

4. 粉末制片

（1）单味粉末制片　选取完整的药材或待鉴定部位，粉碎成细粉，过 80～100 目筛备用；或为粉末性药材。挑取少量粉末于载玻片上摊平，置荧光灯下观察有无荧光。①斯氏液装片：加醋酸甘油水（斯氏液）1 滴，用解剖针轻轻拌匀，并使成为 $1cm^2$ 的薄层，加盖玻片观察。此装置主为观察淀粉粒、糊粉粒、多糖及油滴等。②水合氯醛液装片：加水合氯醛试液 2～3 滴，加热至材料透明，在透化过程中及时补充水合氯醛液，放冷后加 1～2 滴甘油酒精，加盖玻片即可。应特别注意盖玻片上方不应有液体等物；载玻片下方由于酒精灯加热常有黑烟残存应擦除干净，否则将影响观察效果。

此外，在制片时还需注意下列问题：①含多量淀粉的药材粉末，其中具鉴别意义的细胞由于大量淀粉粒的存在而影响观察、描绘及摄影等效果。因此可取一部分粉末于试管中加水煮沸，使淀粉粒糊化而溶解，放置或用离心机使所需细胞、组织下沉管底，用长吸管将沉淀物吸出供制片观察。②含多量油类的药材粉末可进行脱脂以除去大部分油脂：取少许粉末于小烧杯中，加氯仿少许搅拌浸渍，过滤，在滤纸上再加少许氯仿洗涤粉末即可。也可直接将粉末置载玻片中央，从玻片的一端加滴氯仿或乙醚，将此端微微提高，溶液即流入粉末并从另一端流出，此处理 3～4 次即可。③颜色很深的粉末可进行脱色处理：取粉末少许置小烧杯中或载玻片上，加少许 3% 的过氧化氢溶液（过氧化氢）浸渍数分钟，待粉末颜色变浅时，除去多余液体，加新煮沸的冷蒸馏水，以除去粉末中的大量气泡即可。

（2）中成药制片

1）取样：①水泛丸：全球面取样，将丸药从中心剖开，从 1/2 球面上刮取；②大蜜丸：从内部挑取适量粉末；③散剂、胶囊等：挑取部分粉末；④糖衣丸、片：剥除糖衣，取适量丸或片心磨碎后，取粉末装片。

2）装片：常用两种装片方法，第一种方法用斯氏液装片，适用于观察淀粉粒、糊粉粒、多糖及油滴等。第二种方法用水合氯醛液（加热）装置观察细胞组织。具体操作要点参见粉末制片法项下。

3）观察方法：取装片置显微镜下，自左至右、从上向下，依据一个个视野连续观察，记述观察特征，并描绘鉴别特征图。

（3）粉末的半永久性制片与永久性制片

1）粉末的半永久性制片：取适量粉末药材置载玻片上，加 1 滴稀甘油使粉末浸润，吸除多余的甘油，再将载玻片略加温，立即用玻棒加甘油明胶 1~2 滴，并加盖玻片。若胶层过厚，则可在盖玻片上轻轻加压。制片所取粉末及甘油明胶的量均须适当，粉末应均匀散布于甘油明胶液中。待明胶液充分冷却凝固后，用小刀刮去溢出盖玻片的甘油明胶，并用湿布擦净，加贴标签。

2）粉末的永久性制片：制备粉末永久片需将粉末置离心管中，加 50%~70% 的乙醇使完全浸没，用细玻棒搅拌 5~10 分钟后离心，倾去乙醇液；再加 95% 乙醇搅拌离心，倾去乙醇液；再加无水乙醇 2 次，倾去乙醇液后加丙酮 1 次，然后用丙酮与二甲苯的等量混合液处理，每次 10~20 分钟。最后加入二甲苯使材料透明，搅拌均匀后用滴管吸取少量混合液至载玻片上，滴加 1 滴中性树胶液，盖上盖玻片并贴标签。

二、离析制片法

为研究一个细胞的立体形态结构，利用化学试剂把细胞与细胞间的中层物质溶解，使细胞分离，这种化学处理的方法称为离析法。

纤维素薄壁细胞的胞间层是由果胶纤维素构成，果胶纤维素与苛性碱溶液共热就分解，因胞间层被破坏而使细胞分离。木化细胞的胞间层常因含有木质素，不受碱液影响，需用氧化剂来破坏木质素后细胞才能分离。经氧化处理后，细胞壁的木质素被分解，故不再显木化反应；薄壁细胞因纤维素也被破坏而变形；一般的细胞后含物，如淀粉粒、糊粉粒、草酸钙结晶等也均被破坏而消失，只有石细胞、纤维、导管、管胞、角质化的表皮细胞等被保留。所以氧化处理方法适用于木质化组织。

解离组织标本片所用的化学试剂，应按药材性质不同分别选用。现依据所用试液的名称，介绍下列几种常用的离析法：

1. 酪酸、硝酸离析法

本法适用于坚硬的木化组织。方法是将材料切成火柴梗粗细（长约 1cm）的小条或撕成丝（纤维），放入小试管，加入 10% 硝酸与 10% 铬酸的等量混合液中，其量为材料的 20 倍。塞紧瓶塞，放在 30~40℃ 的温箱中，材料在离析液中浸渍的时间，因木化程度而异，一般 1~2 天，若仍未离析，可更换新溶液继续离析。为加快离析的时间，可以加热煮沸或加入少许氯酸钾加速作用，数分钟内即使组织的细胞分离。此时应注意不时检查细胞离析与否（挑取少许材料至载玻片上稍加压即散离即可），以防材料完全溶化。离析好的材料用水洗净，保存于50%酒精中，留作临时观察。亦可经染色、脱水、透明、封固制成永久制片。由于离析材料在本方法中一般为坚硬和木质化的，永久片可省去固定步骤，染色多用番红溶液。

2. 盐酸、草酸铵离析法

本法较上法缓和，适用于草本植物的髓、薄壁细胞、叶肉组织等，方法是把材料切成约 $1 \times 0.5 \times 0.2 cm$ 的小块，放于70%酒精和浓盐酸（3:1）中浸24小时，然后用水洗净，放入0.5%草酸铵水溶液中，每隔一两天作检查，时间视材料而异。

3. 氢氧化钾或氢氧化钠法

取适量材料置试管中，加5%氢氧化钾或5%氢氧化钠溶液适量（2~5ml），在沸水浴中加热30分钟左右，直至用玻棒挤压材料能离散为度。倾去碱液，材料用水洗涤后，取少许在载玻片上用解剖针撕开，用稀甘油封藏后观察。

经上法处理后，木化细胞仍保留木质素，所以仍显示木化反应，草酸钙结晶也仍可见；但成群的石细胞及纤维束常难以单个分离。

欲制成半永久性解离组织标本片，可将解离后的材料封藏于甘油明胶液中。

要制成永久性的解离组织标本片，可将解离后的材料用95%乙醇浸洗2次，倾去乙醇，再加无水乙醇浸洗2次，以完全除去水分，倾去无水乙醇，加二甲苯浸洗2次，最后用中性树脂封藏。

三、滑走切片法

滑走切片法是利用滑走切片机，将材料直接夹在切片机上直接进行切片，是一种简单机械操作。其主要结构有切片刀、材料推进器及调节切片厚薄装置等机件。材料推进器上有一固定材料的夹子，它随切片刀的移动而升高，其升高的高度由调节切片厚薄的装置控制。一般制成 $10 \sim 20 \mu m$ 厚的薄片。

切片方法：选择形态整齐、质地均匀，长2~3cm的材料（干材料需经软化处理），固定于固着器上，固定切片刀，使刀刃与材料平行，调节所需切片的厚度，用右手推动切片刀夹，使刀口由前向后移动。刀口经材料面时应保持平行，手腕用力均匀，并用左手取毛笔蘸水加在材料上使保持湿润，用毛笔将切片轻轻从刀面上刷下，放在盛有水的培养皿中，然后将刀推回，如此反复操作，可得许多厚度均匀的完整切片。滑走切片也可染色、封藏制成永久制片。

四、石蜡切片法

石蜡切片法是借助石蜡特性，做材料的填充剂和包埋剂，用旋转切片机进行切片、染色的制片方法。基本过程如下：

取材→固定→冲洗→脱水→透明→透蜡及包埋→切片→粘片→脱蜡→染色→透明→封固。

1. 取材

取材很重要，是整个工作成败的关键。选择好的材料，用毛笔细心洗净。干材料需用水浸泡恢复原状。如为坚硬的材料尚需软化处理，可用水煮法、氢氟酸浸渍软化或浸入甘油酒精溶液中，直至试切合适为度。切割组织一般为 0.5 ~ 1cm³，只要能达到观察要求，组织块愈小愈好。切取时应用锐利刀片，不可来回切割，更不可用剪刀剪取，以免挤压损坏组织。

2. 固定和常用固定剂

固定的主要作用是杀死原生质，保持原来微细结构，并能凝固和沉淀各种蛋白质，使组织变硬，便于切片。干材料需用水浸泡至组织恢复原状后再固定。为使溶剂进入组织内，需将材料中空气抽去。抽气可应用于固定、脱水和透明等过程中。

固定剂的种类繁多，最常用的固定剂为 FAA，也称标准固定液，其同时可作保存剂。

常用的 FAA 标准溶液的配制：

福尔马林（formalin）（36% ~ 40%）	5ml
乙醇（ethyl alcohol）（50% 或 70%）	90ml
冰醋酸（glacial acetic acid）	5ml

其中冰醋酸能使组织膨胀，而乙醇可使组织收缩，所以在实际使用中应视材料的软硬适当增加或减少两者的配比。

固定剂的用量一般为材料的 25 ~ 50 倍，不可太少以免被材料中的水分过度稀释。固定时间视材料而定，一般在 12 ~ 24 小时，木质茎类应在 7 天左右；材料亦可长期保存在固定剂中。

3. 冲洗

经固定的材料，必须洗去内部沉淀物，以利材料的保存、切片及染色。一般用水或与固定剂中相近浓度的乙醇，冲洗 3 ~ 4 次，将材料冲洗干净。

4. 脱水

材料经冲洗后，组织中含大量水分，不能直接进入透明剂和石蜡中，故需脱水。脱水的目的是完全除去组织的水分，使透明剂易渗入组织中，且可使材料变硬，便于切片和封藏时形状不变，常用的脱水剂有乙醇、丙酮、正丁醇、叔丁醇、二氧杂环己烷等。现将乙醇和叔丁醇脱水法分述如下：

（1）乙醇　脱水用的乙醇浓度须有低到高逐渐增加，以免发生原生质收缩或细胞壁变形的现象。常用乙醇梯度浓度为：50% ~ 60% ~ 70% ~ 80% ~ 95% ~ 无水乙醇。脱水用第一级乙醇的浓度，应根据材料的含水情况而定，如材料经 FAA 固定，用 50% 乙醇冲洗，则可用 50% 乙醇开始脱水；如材料是经水洗或水浸，则需从 5% 乙醇开始脱水，逐级提高乙醇的浓度。梯度乙醇的用量为材料的 2 ~ 3 倍。在 70% ~ 95% 各级乙醇中，柔软材料为 1 ~ 2 小时，过于坚硬材料 3 ~ 4 小时。替换无水乙醇需 2 次，每次 1 小时，务必脱水干净。材料可在 70% 或 95% 乙醇中过夜，但在无水乙醇中时间不宜过长，以免材料变脆。脱水过程也可借助超声波处理，这样可大大缩短脱水的时间。总之，脱水是制片过程中十分关键的步骤。脱水后的材料进入透明剂时，如产生混浊现象，需退回脱水剂中重新进行脱水。

（2）叔丁醇　能与水及乙醇等混合，也是石蜡溶剂。脱水时，可经下列各级脱水剂，每级 1 小时，在 II 级中可过夜，在纯叔丁醇中 2 次，每次 2 ~ 3 小时。

各级浓度的叔丁醇配法　　　　　　　　　（单位：ml）

品名 \ 级别	I	II	III	IV	V	VI
蒸馏水	40	30	15	0	0	0
乙醇	50	50	50	50	25	0
叔丁醇	10	20	35	50	75	100

脱水后的材料，在经叔丁醇和石蜡等量混合液中1~3小时后即可移入纯石蜡中。

5. 透明与透明剂

脱水后，材料经透明剂，可使材料透明干净，便于进入埋藏剂（封藏剂）。常用的透明剂有二甲苯、甲苯、苯、氯仿、丁香油、香柏油、冬绿油等。二甲苯是应用最广的透明剂，其作用迅速，可与封藏剂混合，但易使组织收缩、变脆，所以用二甲苯作透明剂时要呈梯度逐级进行，从无水乙醇到二甲苯逐级置换的浓度如下：

$$\frac{1}{3}二甲苯 + \frac{2}{3}纯乙醇 \rightarrow \frac{1}{2}二甲苯 + \frac{1}{2}纯乙醇 \rightarrow \frac{2}{3}二甲苯 + \frac{1}{3}纯乙醇 \rightarrow 纯二甲苯$$

材料经各级溶剂时间一般为半小时，如材料尚未透明干净，则必须重新透明。

6. 浸蜡及包埋

（1）浸蜡　使石蜡慢慢溶于有材料的透明剂中，最后使石蜡完全代替透明剂进入组织内的过程称浸蜡或渗蜡。浸蜡时可略加温约40℃，最后为使二甲苯完全蒸发，可逐渐加温，温度应比蜡的熔点高1~2度，注意温度不可过高，否则将引起组织脆化。具体过程如下：

$$\frac{3}{4}二甲苯 + \frac{1}{4}石蜡（2~3小时）\rightarrow \frac{1}{2}二甲苯 + \frac{1}{2}石蜡（2~3小时）\rightarrow$$

$$\frac{1}{4}二甲苯 + \frac{3}{4}石蜡（2~3小时）\rightarrow 纯石蜡（2~3次,每次2~4小时）$$

最终使石蜡充满全部组织细胞中，以保持完整的组织细胞形状，并能承受切片时的压力，防止组织细胞的破碎损坏。

（2）包埋　将浸蜡后的材料和熔化的石蜡置于包埋容器中，调整好各材料的位置，迅速冷却，使其凝固成蜡块，包埋操作简介如下：

将熔化的石蜡连同材料一并倾入包埋容器（常用的容器是纸盒或铜模）中，然后用烧热的镊子将材料排好，注意所需材料的切面及间距，慢慢放入冷水中，使其凝固。或者将熔化的石蜡倾入包埋容器中，在容器底层石蜡稍凝固时，将材料放入容器中，以烧热的镊子赶去材料周围的气泡。将容器半浸于冷水中，待石蜡表面凝结后，全部浸入冷水中。

7. 切片

切片前，先用刀分切蜡块，使每个蜡块含一个材料，再将蜡块修整成六面体，并将蜡块用解剖刀熔粘于固着器或木块上，再挑取石蜡碎屑熔粘于石蜡块四周，使石蜡块牢固地粘在固着装置上。切片时，将材料固定，装好切片刀，并调整材料固着器，使材料平面与切片刀口平行，材料纵轴与刀口垂直，否则切片不正；移动夹刀部使石蜡块表面刚贴近刀口，旋紧固定器，再调整厚度测微计使所指刻度适合所要厚度。然后左手握毛笔，右手转动切片机进行切片，用毛笔把蜡带托住，即可得到连续切片，如蜡片卷曲或蜡带不直，可能由于下列原因，应予纠正。

（1）切片刀不锋利，应换刀。

（2）切片刀口某处已钝，应将切片刀移动一个位置。

（3）切片刀角度不正确（以 15°~30°左右为宜），应调整切片刀固着器，改变刀口角度。

（4）切片太薄或太厚。

（5）石蜡太软或太硬。

（6）材料浸蜡不足。

（7）蜡块中材料不在中央。

（8）蜡块上、下两边和刀口不平行。

切片的厚度视材料而异，一般为 8、10、12、15、18、20、25μm。药材切片厚度为 10~20μm。

切片过程中，要选择蜡片，加二甲苯溶蜡，置显微镜下检查质量，如切片中组织不正或破碎应立即纠正。

8. 粘片

将切好的蜡片贴在载玻片上称粘片。要求黏附牢固，蜡片伸展平正。方法是在洗净的载玻片上涂一小滴粘贴剂（1% 甘油明胶溶液），用量不可多，用无名指涂匀，然后加一滴 4% 福尔马林溶液，用解剖刀轻轻取蜡片放在液面上。再将载有蜡片的载玻片放在烫片台上（烫片台温度约 50℃），待蜡片完全伸展后，用解剖刀将材料在载玻片上的位置放好，倾去多余的液体，将其干燥或放于 30℃ 温箱中一天加速其干燥，注意应将蜡片的光亮面和载玻片相粘贴，并保持载玻片的绝对清洁，否则在脱蜡、染色时材料易脱落。

清洗载玻片：清洁液浸泡一夜→自来水冲洗干净→蒸馏水洗一次，擦干→70% 酒精中浸泡 24 小时，擦干。

9. 脱蜡及染色

（1）脱蜡　切片干燥后，要脱蜡，再按各种不同的方法染色。脱蜡就是将包埋在材料外面及渗透到组织中的石蜡溶解掉，常用二甲苯、苯等。一般将切片置二甲苯中 5~10 分钟可溶去石蜡，气温低时，要延长时间，并可置烘箱中（不超过 40℃）以加速脱蜡，直到石蜡完全脱去。

（2）染色及透明　在植物制片中应用的染色剂种类很多，但高等植物的根茎、叶组织切片，一般用番红、固绿二重染色法。染色结果是木质化细胞壁及细胞核染成红色，纤维素细胞壁和细胞质染成绿色。

脱蜡后的切片经各级乙醇至染色液中，称染色。再经纯乙醇液至二甲苯中，称透明。操作过程如下：

$\frac{1}{2}$ 二甲苯 + $\frac{1}{2}$ 纯乙醇 →纯乙醇→95%→80%→70%→60% 乙醇（每级 1~2 分钟）→番红（1% 的 50% 乙醇溶液 2~24 小时）→50%→60%→70%→80%→95% 乙醇（每级 2 分钟）→固绿（0.5% 的乙醇溶液，1 分钟）→95% 乙醇（或省去）→纯乙醇（30

秒）→纯乙醇（1～2分钟）→ $\frac{1}{2}$ 纯乙醇 + $\frac{1}{2}$ 二甲苯(3分钟）→二甲苯（3分钟）→二甲苯（3～5分钟）→封固。

注意：

①全部操作在染色缸中进行。

②番红和固绿在乙醇中易掉色，因此脱水时间不宜过长，30秒至1分钟。

③固绿染色前，需检查番红染色是否合适，颜色要过深一些，因脱色过程中仍会脱色，如太浅，应退回重染。

10. 封固

封固是制片的最后步骤。封固一方面为保存已染色的材料，同时有合适折光率的封固剂能使材料清楚地显现出来。加拿大树胶折光率与玻璃相近，而与组织不一样，是普遍应用的一种封固剂，通常用二甲苯稀释使用。树胶液放置一些时间会渐变酸性，使切片褪色，故可加入数块豆粒大小的纯大理石，以缓慢中和酸性。

封片前应在显微镜下检查切片，选择质量完好者，加一滴加拿大树胶于材料上，用镊子夹住盖玻片在酒精灯火焰上通过，以除去水分，然后盖上盖玻片。注意加拿大树胶的量及浓度要适中，封固剂应轻轻滴下，迅速盖上盖玻片，严防气泡的产生。

切片要检查质量，标签贴在载玻片左方，写上中名及学名，制作者，年、月、日等项目。

五、磨片制作法

磨片制作法适宜于坚硬的动、植物类药材如珍珠、石决明、桃核（内果皮）及矿物类药材等的断面观察。因不能制作切片，则可用磨制标本片法制作薄片。磨片有手工磨制和机器磨制两种方法，磨片厚度一般为20～30μm。现将手工磨制法简述如下：

将适宜材料锯成长2～3cm、厚度0.5cm的小片块，先用粗磨石，后用细磨石将一面磨平，并充分洗净，干燥。然后用加拿大树胶或冷杉胶将磨平的一面粘在载玻片上（载玻片黏合面应预先磨成毛面）：即先在药材平面和载玻片上各涂一层浓稠的加拿大树胶或冷杉胶，放在加热板上至150°±5℃，至用针挑取少量树胶立即变硬为止，取下，将材料聚贴在载玻片上加压、放冷。当黏合剂烘干硬固后，再把材料的另一面先用粗磨石磨到相当薄度，再改用细磨石磨到很薄。最后用极细的研磨粉（如玻璃砂）或氧化铝粉末加水或油调成糊状，将研磨粉调制物和材料放在平玻璃板上磨，直至其厚度不超过30μm为宜。然后冲洗干净，干燥后用加拿大树胶或冷杉胶封片，硬固后即得。若为桃核（内果皮）的磨片，洗净后可用番红染色，各级酒精脱水，再经二甲苯透明后，用加拿大树胶封固更佳。

磨制标本的材料如比较松脆，磨时为防止破碎，可选用适当的包埋剂将材料包埋后再磨。如无磨石，亦可用不同细度的砂纸代替，但也必须先粗后细，用力轻重均匀，这样才能获得厚薄均匀的薄片。

（一）骨磨片制作法

1. 陈旧骨磨片法

取骨类药材用锯子锯成1～2mm厚的薄片（为横断面或纵断面），放在粗磨石或粗砂纸上研磨；两面研磨应均匀，磨至相当薄时（数百微米），用手指抵住材料在细磨石上用水研磨，磨至骨片呈斑白色透明时（25～35μm 厚）即可。研磨时应注意不时用低倍镜作检查，至骨陷窝及骨小管清晰可见时为宜。取薄片至蒸发皿中用自来水洗净，经干燥后，用加拿大树胶封藏即得。

2. 品红骨磨片染色法

取新鲜骨组织，锯成 1～2mm 厚的薄片，浸入 50% 乙醇品红饱和液中（50% 乙醇100ml，品红 7～8g）染 2～3 天，再移入 95% 及 100% 乙醇品红饱和液中（95% 或100% 乙醇100ml，品红1.5 g）各 2～3 天，浸入二甲苯中，时间不限。从二甲苯中取出骨片，在粗磨石上磨并加二甲苯湿润，再在细磨石上磨成极薄片，经用二甲苯洗净后移至载玻片上，加拿大树胶封固。镜检可见骨陷窝及骨小管呈红紫色（若未经染色，由于充塞气泡而呈暗黑色）。

3. Krause 氏骨磨片银浸法

取成年管状骨制磨片，浸于无水乙醇中脱水及脱脂，用蒸馏水洗浸数小时，放入0.75 硝酸银水溶液中浸 24 小时，至骨片呈褐色。用蒸馏水洗，经各级乙醇脱水，二甲苯透明，封片即得。镜检骨小管及骨陷窝呈褐色。

（二）矿物药薄片制片法

磨制矿物药薄片，需要成套设备和技能，往往由研磨室完成。首先，用切片机将材料切成 2cm×2cm 左右，应尽量薄些为佳。也可将材料打碎，选合适的薄片、薄块备用。在磨片机或玻璃板上加磨料，将薄片的一面磨平，用冷杉胶或加拿大树胶把磨平的一面粘在载玻片上，再磨另一面直至薄片近 30μm 厚时，在玻璃板上用软磨料抛光，用冷杉胶封固，并置恒温箱中烤干（50℃以下 1～2 周）。

易碎裂的矿物药材，如赤石脂等可放在加拿大树胶或松香中浸煮，待粘固后再切、磨。水溶性材料如大青盐等，研磨时需用机油或松节油代水。

矿物磨片的设备和用品规格：切片机及切片刀；磨片机及磨盘；抛光机；磨片用玻璃板（740×60×5mm³）；磨料（碳化硅 160～180 目、320 目、800～1000 目，分别用于粗磨、中磨及精磨；钢玉粉 2000～3000 目为抛光前精磨用；三氧化二铬及三氧化二铁为抛光用，化学 I 级品，用 3～4 层纱布过滤后备用）。黏合剂用冷杉胶或环氧树脂 EMPA。

六、载玻片和盖玻片的选择及清洁

（一）选择标准

从侧面看呈白色者为优级品，呈绿色则为劣质品；边缘光滑为优，粗糙者质次。厚薄应适中，但细胞学上所用的载玻片则以薄为佳。玻片上如有云雾斑点状物，系受霉菌侵蚀不能采购。

（二）清洗方法

市售购得的载玻片及盖玻片，在使用前均必须经过清洗，常采用下列几种方法：

1. 先将载玻片浸入 1%～2% 的盐酸酒精（95%）溶液内浸泡半天，取出后用水冲洗，再浸入 0.1%～0.2% 氨酒精（80%）内 1 小时，后用左手持盖玻片或载玻片的边缘，用右手持干净的白布一片一片地擦干净（在酒精未干时），擦过的玻片贮入无灰尘的玻璃皿内备用。擦片时应持玻片的两边的边缘，手指不能与玻片表面接触，以免沾污玻片表面，影响显微标本片的制作及观察效果。

2. 95%酒精清洗，首先将玻片浸入酒精中数分钟，取出后擦干备用。

3. 作花粉涂片用的玻片，经用95%酒精浸洗数分钟擦干后，再须浸入乙醚、纯酒精的等量混合液数分钟，然后取出放于无尘处让其自然干燥后备用。

第二节　显微测量和显微描绘

一、显微测量

观察显微标本片时，除观察组织细胞及细胞后含物的形态、结构外，尚需测定微细结构的大小，如长度、宽度（直径）等，作为显微鉴定的主要依据之一。因显微测量的对象一般均很小，所以其测量单位通常采用微米（μm）。如超过$1000\mu m$，则可以用毫米为单位。在进行某种药材的组织或粉末鉴定时，对一种细胞及后含物大小进行测定，应在对显微标本片全面观察的基础上，记录其最小值及最大值，若该种结构的最小长度是$3\mu m$，最大长度是$15\mu m$，则应选择$3\sim15\mu m$为其长度范围。但在实际应用中可允许有少数略低于或超过规定数值的现象存在，还应注意选用适宜的试液装片，如测定淀粉粒大小时宜用斯氏液装片，否则易使测量物的形态、大小发生变化而影响鉴定结果。

进行显微测量必须用显微量尺，显微量尺有目镜量尺和载台量尺两种。

（一）目镜量尺

目镜量尺为一直径$18\sim22mm$的圆形玻片，中央亦有精细的刻度，通常长为$5mm$，精确等分为50或100小格（图1-1A）。目镜量尺是用来直接测量目的物大小的，在使用前必须用载台量尺标化。

（二）载台量尺

载台量尺为一特制的载玻片，中央胶粘1圆形玻片，上有精细的刻度，通常长为$1mm$，精确等分成100小格，故每小格长为$0.01mm$，即$10\mu m$。载台量尺（图1-1B）是显微长度、直径等测量的标准，不直接用来测量物体大小，是用于标化目镜量尺和有关测量工具的。

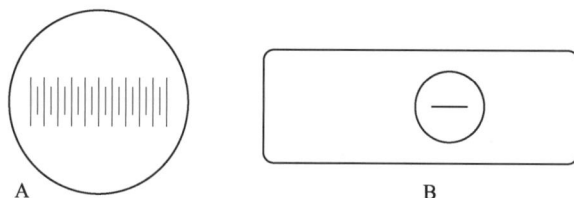

图1-1　显微量尺
A. 目镜量尺；B. 载台量尺

（三）测量法

1. 目镜量尺的标化

目镜量尺每1小格相当的长度，是随显微镜的镜筒长度、目镜和物镜的放大倍数的改变而变化的。因此，在测量前，必须标化出在将要测量时所用的镜筒长度、目镜和物镜的放大倍数的情况下，目镜量尺每1小格相当的长度。标化时，旋开目镜的接目透镜，将目镜量尺正面向上，放在目镜中部的光环上，旋上接目透镜。将载台量尺置于载台上，在低倍镜下把尺的刻度移至视野中心，调焦至刻度清晰。转动目镜，移动载台量尺，使两种量尺的刻度平行，左边有"0"刻度重合，再找出目镜量尺刻度为100时与载台量尺右边相重合的刻度（图1-2）。

如图1-2所示，目镜量尺的100小格（0～100）与载台量尺的39小格（0～39）的长度相当，则目镜量尺1小格=10μm×39÷100=3.9μm。

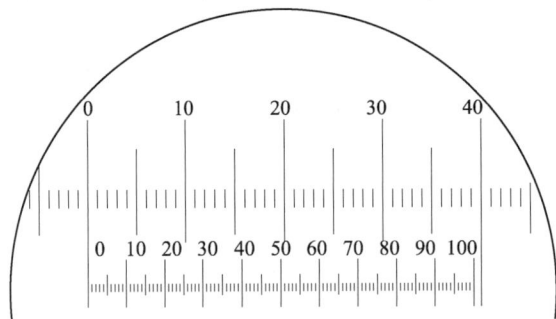

图1-2 目镜量尺的标化示意

每次实验所用显微镜的镜筒长度不变，目镜用10×，物镜用10×及40×；则10×10和10×40两个组合都要标出。

2. 测量微细物体的方法

将需测定物体的标本片放在载台上，用目镜量尺测量目的物的小格数，乘以标化出的目镜量尺在该组合下每1小格相当的微米数即得。测定实物时，通常使用高倍物镜，此时目镜量尺每小格相当的微米数较小，因而测量误差也较小。只有在测量高倍镜视野中容纳不下该物体时，才使用低倍镜。

为方便实际应用，快速测得微细结构大小的微米数，用列表法。依据目镜量尺测得微细物体大小的小格数，查表即可得相当的微米数。例：若某高倍镜下，目镜量尺标化结果为每1小格=1.25μm，则可将0～9小格纵列在右方，10～90小格横列在上方，再计算出相应的微米（μm）数列在表中即得。从下表可查得31格时为38.75μm；32格时为40μm。若每小格目镜量尺相当的微米数发生变化，则应重新计算，并列出相对应的表格。只要用标化过的目镜量尺测得结果的小格数，即可查出相当的微米数。

表1-1 小格数与微米（μm）间的换算（当1格=1.25μm时）

小格	0	10	20	30	40	50	60	70	80	90
0	0	12.5	25	37.5	50	62.5	75	87.5	100	112.5
1	1.25	13.75	26.25	38.75	51.25	63.75	76.25	88.75	101.25	113.75
2	2.5	15	27.5	40	52.5	65	77.5	90	102.5	115
3	3.75	16.25	28.75	41.25	53.75	66.25	78.75	91.25	103.75	116.25
4	5	17.5	30	42.5	55	67.5	80	92.5	105	117.5
5	6.25	18.75	31.25	43.75	56.25	68.75	81.25	93.75	106.25	118.75

小格	0	10	20	30	40	50	60	70	80	90
6	7.5	20	32.5	45	57.5	70	82.5	95	107.5	120
7	8.75	21.25	33.75	46.25	58.75	71.25	83.75	96.25	108.75	121.25
8	10	22.5	35	47.5	60	72.5	85	97.5	110	122.5
9	11.25	23.75	36.25	48.75	61.25	73.75	86.25	98.75	111.25	123.75

3. 测定微细结构的长度

超过目镜量尺全长或超过一个视野的直径时，需找到待测物分段的标记（如特定纹孔、孔沟或壁的凹凸点等），再移动标本片，用目镜量尺进行分段测量，求其和即得。

二、显微描绘

在显微鉴定工作中，除了用文字记录所观察到的组织、细胞特征外，有时还需要绘制显微特征图。可徒手或利用显微描绘器描绘显微镜下所见物体的图像。

（一）绘制显微特征图的种类

主要分组织图和粉末图两类。

1. 组织图

包括组织详图及组织简图两种。详图是描绘中药组织中全部细胞的形状、构造、大小及相互排列等，以便如实地反映动、植物药材组织构造的真实情况。简图是以点、线及其组成的特定符号来表示不同细胞及其后含物或组织的轮廓、部位、比例及疏密（多、少）等。在实际鉴定工作中，常用简图表示全部组织的各组成部位、比例等轮廓性的概况；选择有鉴别意义的部分组织绘制详图。

2. 粉末图

即为细胞及其后含物和某些组织碎片组成图。一般选择具有典型鉴别特征的且清晰可见者绘制详图。

（二）显微描绘器

1. 描绘棱镜

由描绘器及其附着器两部分组成。描绘器有24°和45°两种。使用时，将显微镜正放在绘图板左边，取下目镜，将附着器套在镜筒上，放回目镜，拧紧附着器固定螺钉，套上描绘器，将描绘器侧面的棱镜转向正右方，拧紧描绘器的固定螺钉。将绘图纸固定在绘图板上，调节绘图板的倾斜角度，使板面与描绘器倾面的反射棱镜的外侧平面平行。将标本片放在载台上，调节光源、焦距、聚光镜、虹采光圈和描绘器侧面的滤光片，使视野中的物像和铅笔尖像均清晰，即可描绘。

2. 描绘目镜

与45°的描绘棱镜构造类似。所不同的是附有目镜，有5×和10×两种。使用时取下显微镜上的目镜，把描绘目镜放入镜筒，将棱镜转向右方，拧紧固定螺钉。调节光亮度和使用绘图板等要求同描绘棱镜。

（三）描绘方法

将描绘器按上述方法安装好，先用HB铅笔轻轻依物像描出细胞、组织等的轮廓，再描其他细微特征。如要画的目的物大于一个视野，则画完一个视野后，需平移标本片和绘图纸，使描好的图与目的物像仍有少部分在视野中并重合，再如法描绘至目的物描完。移去描绘器，一边仔细观察所描绘的目的物，一边修改草图。草图修改好后，再用不同硬度的铅笔勾画，使线条平整圆滑、精确、粗细深浅一致。底图画好后，用半透明的硫酸纸绘墨线图，注意线条同样要均匀。

若不用绘图板（可调节成24°或45°），则可将显微镜镜筒转向后方，使描绘棱镜转向下方并与桌面平行，将绘图纸置桌面上即可描绘。若调节绘图纸与描绘器棱镜平面间的距离，即可获得绘制特定放大倍数的图形。

（四）放大倍数的计算

以直尺量出画在绘图纸上的目的物的物像的长度或大小，除以用目镜量尺量得的目的物在同一方向的实际长度或大小，即得所绘图的放大倍数。

如需绘预定放大倍数的图，则将载台量尺放在载台上，调节描绘器与绘图纸之间的距离，使画在绘图纸上的长度与实际长度之比等于所需放大倍数。如绘图纸上长度3.5cm，经调节绘图纸与描绘目镜间的平行距离相当于实际长度100μm时，则3500（μm）除以100（μm）即为常需用的350倍。具体做法是用直尺置绘图纸上，高倍镜下观测，经调节纸与描图目镜间的距离，使载台量尺10小格的长度正好与3.5cm长度相重合，此时图纸上所绘图形为放大350倍；若需220倍，则调节至载台量尺10小格，与纸上直尺的2.2cm相重合即得。

为核查图中所绘细胞、后含物等微细结构形态大小的准确性，方便应用，也常用列表法。依据图形放大350倍为例，经计算列出下表以便应用。

以微细结构的大小（0～9μm）为纵向坐标，及（10、20～90μm）为横向坐标；经计算列出0～99μm的实际大小，经放大350倍后，图中显示相应的毫米数。因1μm（实际大小）经放大350倍后，相当于图中350μm，即为0.35mm之故。

表1-2　结构实际大小微米（μm）与放大图（×350倍）中毫米（mm）的换算

μm	0	10	20	30	40	50	60	70	80	90
0	mm	3.5	7	10.5	14	17.5	21	24.5	28	31.50
1	0.35	3.85	7.35	10.85	14.35	17.85	21.35	24.85	28.35	31.85
2	0.70	4.20	7.70	11.20	14.70	18.20	21.70	25.20	28.70	32.20
3	1.05	4.55	8.05	11.55	15.05	18.55	22.05	25.55	29.05	32.55
4	1.40	4.90	8.40	11.90	15.40	18.90	22.40	25.90	29.40	32.90
5	1.75	5.25	8.75	12.25	15.75	19.25	22.75	26.25	29.75	33.25
6	2.10	5.60	9.10	12.60	16.10	19.60	23.10	26.60	30.10	33.60
7	2.45	5.95	9.45	12.95	16.45	19.95	23.45	26.95	30.45	33.95
8	2.80	6.30	9.80	13.30	16.80	20.30	23.80	27.30	30.8	34.30
9	3.15	6.65	10.15	13.65	17.15	20.65	24.15	27.65	31.15	34.65

若从放大350倍的图中测得某微细结构的长度为30.1mm，则其实际长度可从上表查得为86μm。由此，也可核对所绘特征的大小是否准确，绘图放大倍数是否正确等。

（五）绘图的注意事项

1. 要注意绘图的形状、各部分结构的比例和位置正确；图的部位适中，大小适宜。

2. 绘图均用点线表示，要做到线条平滑、清晰；组织图中各部分构造，应从标注部分向图的右侧引平行线，将名称或数字引注于平行线之末端，并在末端排齐。粉末图各组成部分均用数字标注，其名称按数字顺序标写在图下方。所有图均应在其下注明图号、名称及放大倍数。还需注明上述阿拉伯数字所代表的结构名称。

3. 组织简图宜在低倍解剖镜下用阿贝氏描绘器绘制；组织详图、粉末图及解离组织图宜在高倍显微镜下，用描绘棱镜或描绘目镜绘制。一般用光滑、坚实而较厚的绘图纸，以白色道林纸为宜。常用单线代表薄壁细胞的壁；厚壁细胞的壁可用双线表示其厚度。

第三节　显微镜数码照相技术系统

显微镜数码照相技术与数码相机的工作原理是一致的，只是其 CCD（charge couple device）直接安装在显微镜上（图1-3）。显微镜上方的 CCD 将显微镜下看到的图像，转变为数字信号输出，通过相关的图像采集软件直接显示在计算机显示器上，使显微镜中观察的图像即时生成，方便存储、编辑，较之传统的显微摄影具有明显的优势：

1. 采集的显微组织分辨率高，拍摄的显微图像清晰。

2. 显微镜下观察的图像在计算机显示器上实现同步显示，快速聚焦、快速拍摄。

3. 显微图像色彩真实，原物原色显示在屏幕上。

4. 显微图像可即时以数字形式保存、编辑。

5. 获得的显微图像还可利用图像分析软件进行定性、定量分析。

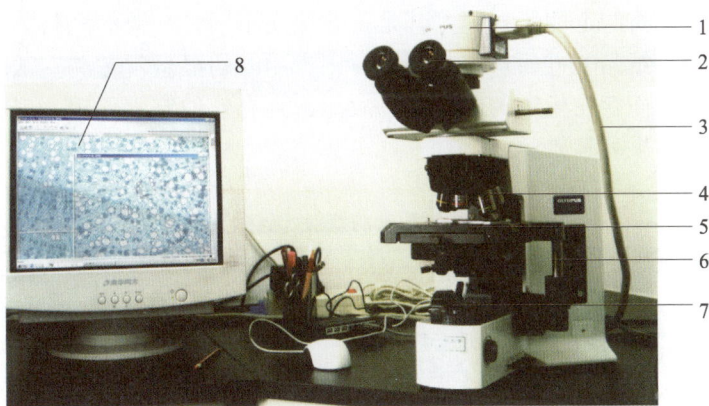

图1-3　数码显微照相装置

1. CCD；2. 目镜；3. 数字信号线；4. 物镜；5. 载物台；6. 载物台移动杆；7. 聚光镜；8. 显示器

一、数字视频信息获取卡

在数码显微照相中，向计算机输入视频信息的一个重要部件是数字视频信息获取卡（video grabber）。视频信息获取卡有多种，视频信息获取与显示功能基本相同，其主要性能指标为：①可支持 3 个视频信号，从中选择其一进行输入。②PAL／NTSC／SE-CAM 等制式可选。③可在 VGA 显示器上的一个可移动、可改变大小的窗口中实时播放接受的视频信号。④可以在视频图像画面上叠加计算机生成的文字与图形。⑤可调节视频图像的色调、饱和度、亮度及对比度。⑥可随时定格（冻格）正在播放的视频图像，并选择某种文件格式（如 TIF、BMP、MMP、JPEG、Targa 等）进行存贮。⑦提供声音输入输出，可输入和播放电视伴音。

二、数字显微图像的获取

以 FLYVIDEO 图像采集软件为例，介绍数码显微照相的方法。

（1）单幅图像的获取（capture a single video frame）　经由 CCD 将显微镜中的图像直接反映在计算机显示器上，并可以根据需要改变窗口的大小；选择需要的图像，调节显微镜光亮与焦距，使图像清晰、色彩逼真；在窗口点击鼠标右键，弹出菜单"Video Capture Menu"，再点击"Snapshot to File"钮，输入文件名，OK 即成；此时生成的是 24bit 的 BMP 格式的图像文件。

（2）动态图像的获取（capture a video sequence）　当需要获取一组连续的画面时，点击"Video Capture Menu"中的"Full Motion Capture"钮，在弹出的对话框中按"File"命令，从"File"命令下拉条中选择"Set Capture File"命令，设置 Video 来源、文件的大小（时段），然后再按"Save as"命令，输入文件名即成；此时生成的是 AVI 格式的录像。

第四节　显微常数的测定

常见的显微常数是指栅表比、气孔数、气孔指数、脉岛数等。主要应用于叶类药材或带叶的草类药材的定性鉴别。尤其是一些同属不同种来源的药材，当各种间在结构、毛茸、气孔、结晶等方面均较相似时，则常用叶的显微常数测定法。由于同属各种间在显微常数方面存在稳定的差异性，故能起到有效地鉴别作用。现将两种番泻叶的显微常数测定结果列表如下：

表 1 - 3　两种番泻叶的鉴别（显微常数测定）

品　名	脉岛数	气孔指数	栅表比	
			上表皮	下表皮
亚历山大番泻叶 *Cassia acutifolia*	25～30	11.4～13	4.5～9.5～18	3.5～7～14
印度番泻叶 *C. angustifolia*	19.5～22.5	17.1～20	4～7.5～12	2.5～5.1～10.5

依据较常应用的栅表比、气孔指数及脉岛数等三种显微常数测定数据可见，同属两种番泻叶存在差异，测定结果证明可以有效地鉴别两者。

一、栅表比（栅表细胞比）

栅表比是指一个上表皮细胞与其下的栅栏细胞平均数之比。由于栅栏细胞与上表皮细胞在数字上有较为恒定的关系，而且测定栅表比可从十分细小的粉末中取得，故具有其优点及鉴别意义。但为等面叶时，如番泻叶，则可分别测定上、下表皮的栅表比。

（一）测定方法

用表面片制片法，一般从叶主脉旁的上、中、下三部分取材；或取粉末制片。

1. 取叶片一小片，约 2mm^2 置载玻片上，加水合氯醛液加热至透明，加 1 滴甘油酒精液，加盖玻片。

2. 在高倍镜下，用描绘器先绘四个相连接的表皮细胞轮廓，然后焦距微调节向下方，绘出这四个表皮细胞下的所有栅栏细胞，进行计数。

3. 计算：计数时若大半个栅栏细胞在表皮细胞内方则计数；在外方则不计数。所得总数除以4，即为每1个表皮细胞下的栅栏细胞数。每一小块材料应测4~10次，最后取得平均数。此平均数即为样品中的栅表比。由于三部分取样，则可获得该样品的三部分的栅表比数据。

4. 观察叶的粉末时，需如上法记录来自不同微粒一定数量的栅表比。

（二）注意事项

制作表面片时应注意区分叶的上、下表面，一般上表面向上。若等面叶，需测定下表皮栅表比时，则需将下表面向上。

二、气孔数

气孔数是指叶每平方毫米表皮上的气孔平均数。

1. 测定方法

从叶中部取样，透化制成表面片后观察。用描绘器在白纸上将载台量尺画下的 1mm^2 的方框反射到显微镜下与叶碎片重合，再在此方框范围内，用"X"表示并描下气孔，计气孔数。一般需测 10~30 个单元（1mm^2），求平均数。

2. 气孔比值

是指同种叶上、下表皮气孔数的比值。因测定叶上、下表皮气孔数的比值有鉴别意义。

三、气孔指数

气孔指数指单位面积（一个视野）表皮内气孔数所占表皮细胞数（包括气孔在内）的百分比。这个比例关系较恒定，较气孔数有鉴别意义。

（一）测定方法

计算一个视野中的表皮细胞数和气孔数代入以下公式即得：$I = \dfrac{S}{E+S} \times 100$。式中，S 为每单位面积内（一个视野）气孔数；E 为每单位面积内（一个视野）表皮细胞数；I 为气孔指数。

（二）注意事项

1. 用水合氯醛液加热制成叶表面片供观察计数。最好用表皮撕离法，特别当叶片质地较厚时更有必要。

2. 计数时，仍需利用显微描绘装置。可用"O"做记号代表皮，用"X"做记号代气孔，描绘在纸上后以便分别计数，代入公式。

四、脉岛数

叶的叶肉组织被叶脉中的最细小叶脉相互连接而围成的小块面积称脉岛。叶的每平方毫米单位面积内最细小叶脉分割成小块面积（脉岛）的数目，称脉岛数。此数较为稳定，有一定鉴别作用。因测定需要的叶面积较大，不适用于粉末叶类药材。

（一）测定方法

取叶片中部、边缘与主脉间部分的叶片（5mm 小方块），水合氯醛液加热，透化后用低倍镜观察。把预先在白纸上画下的显微载台量尺 $1mm^2$ 或 $2mm^2$ 方框，用描绘器反射到显微镜下与叶片重合，计算在方框内的脉岛数，最后算出每平方毫米单位面积内的脉岛数。凡位于方框四边被切割的不完全脉岛，只能计数其两侧的，而另两侧不计入。计数 10～20 个方框，取其平均数即得。

（二）注意事项

经透化后的叶片，如仍不清晰，主要有下列原因：

1. 草酸钙结晶过多

可将切取的叶片小块（5mm 小方块）浸泡在 10% 盐酸中，并在水浴中加热至透明，则可溶解草酸钙结晶。

2. 表皮细胞中含有大量黏液质

在透化后或用水浸泡叶片后将表皮撕去即可。

3. 叶中有较多色素存在

可将叶片小块浸入次氯酸钠溶液中，浸渍漂白 6～24 小时，用蒸馏水洗净后即可供观察。

第五节　显微化学鉴定法

显微化学反应常应用于中药显微鉴定工作中，主要用于检查检品的细胞壁及细胞内含物的化学物质性质，从而达到鉴定目的。

一、显微化学反应

取检品药材粉末（混合粉末或单味药材粉末）或药材的临时切片置载玻片上，加特定的化学试剂 1～2 滴，使产生沉淀、结晶或显色等反应，盖上盖玻片后即可在低倍显微镜下观察化学反应结果。若需转至高倍镜下观察时应严防试液外溢而污染镜头。试剂应按《中国药典》规定配制，并注意保存期，严防失效而影响反应结果。

（一）细胞壁的显微化学鉴别

1. 木质化

（1）间苯三酚—浓盐酸反应　取药材粉末或临时切片置载玻片上，加间苯三酚试液 1 滴于材料中，待 2~3 分钟后再加入浓盐酸 1 滴，加盖玻片。木质化的细胞壁则显红色，红色的深、浅取决于木化程度，故常有木化、微木化之分，若细胞壁不显红色，则应称其为非木化的细胞壁。

（2）氯化锌碘液反应　木质化细胞壁呈黄色或棕色。

（3）苯胺反应　加醋酸苯胺试液 1~2 滴，木质化细胞壁显黄色。

2. 木栓化、角质化

（1）苏丹Ⅲ染色反应　加苏丹Ⅲ试液 1~2 滴，放置片刻或微加温则呈红色。

（2）氯化锌碘反应　加氯化锌碘试液应显黄色或棕色。

3. 纤维素

（1）氯化锌碘反应　加氯化锌碘试液，显蓝至紫色。

（2）氢碘酸反应　加氢碘酸立即显蓝至蓝紫色。

（3）碘液硫酸反应　先加碘液 1 滴使其润湿，放置片刻后用纸条吸除多余碘液，再加 66% V/V 硫酸液 1 滴，显蓝至紫色（半纤维素的显微化学反应同纤维素，但纤维素壁遇水膨胀较半纤维强烈，且半纤维素遇碘液显蓝色而有别于纤维素）。

4. 硅质化

硅质不溶于醋酸、盐酸、硫酸中，但可被氢氟酸溶解。

5. 黏液化

加钌红试液呈红色。加玫红酸钠乙醇溶液呈玫瑰红色。

6. 几丁质

加 50% 碱液，在 160~170℃ 温度下加热 1 小时，则形成甲壳糖胺（$C_{12}H_{24}O_{16}N_2$）及醋酸等。加 3% 醋酸则几丁质可被溶解。

（二）糖类的显微化学鉴别

1. 淀粉粒

取植物类药材的切片或粉末少许置载玻片上，加碘试液 1 滴，盖上盖玻片后镜检，可见淀粉粒呈蓝色，若为侧链淀粉可显紫红色。当淀粉粒细小而稀少时常采用碘淀粉反应鉴别法。

2. 菊糖

（1）取植物类药材切片或粉末　用 95% 乙醇装片，菊糖呈块片状或扇形结晶，常现放射状纹理。若用水合氯醛液（不加热）装置也可见菊糖结晶，但久置结晶则溶化。

（2）α-萘酚、浓硫酸反应　加 α-萘酚 1 滴，1~2 分钟后用滤纸吸除多余试液，再加 80% 硫酸 1 滴，盖上盖玻片，菊糖呈紫堇色而溶解。

（3）麝香草酚、浓硫酸反应　加麝香草酚试液 1 滴后，再加 80% 的硫酸 1 滴，盖上盖玻片，菊糖呈胭脂红色而溶解。

3. 可溶性糖类

（1）取药材切片置 10% 硫酸铜溶液中 1~5 分钟，取出后用水冲去表面的硫酸铜，放入 50% 氢氧化钠被加热的载玻片上应析出砖红色氧化亚铜沉淀。亦可取斐林溶液 2~

3 滴置载玻片上，放入切片后加热沸腾，稍冷后镜检。

（2）取苯肼试液（A液和B液）数滴置载玻片上，加入药材切片或粉末于水浴加热煮沸约10分钟：葡萄糖、果糖均产生黄色针晶束；麦芽糖则形成扁针状结晶并聚集成扇形；若检查蔗糖，经水浴煮沸加热30~60分钟使其水解成葡萄糖而形成黄色针晶束。

4. 黏液质、果胶质类

（1）钌红试液　显红色；加玫红酸钠试液（可拉林钠液）亦显红色。

（2）亚甲蓝试液　显天蓝色。

（3）硫堇试液　加硫堇试液显红色至紫色，并膨胀成球形团块。

（4）墨汁反应　加入墨汁，黏液质呈无色透明块状，其他细胞组织及细胞后含物均呈黑色（制作切片宜避免水液，因遇水黏液质会强烈膨胀或溶解而影响反应结果。试样药材宜置潮湿空气中浸入甘油和乙醇等量混合液中软化后备用）。

（三）糊粉粒（蛋白质）类的显微化学反应

蛋白质类大多易溶于水，故制片时应避免与水接触；若试样含油脂较多，则宜选用石油醚或乙醚脱脂后再进行试验，否则会影响反应结果。

1. 碘试液

显黄棕色或黄色。

2. 硝酸汞试液

显砖红色。

3. 三硝基苯酚试液

显黄色。

4. 硫酸铜试液

加硫酸铜及苛性碱试液，加热时呈红色。

5. 氯化汞溴酚蓝试液

加本试液1滴于材料上，放置5分钟，用0.5%的醋酸冲洗除去多余试液，再用水洗5分钟，在甘油装置下糊粉粒呈鲜黄色。

6. 硝酸试验

用浓硝酸装片，放置后可见含酪氨酸的蛋白质颗粒显鲜黄色，吸去硝酸后滴加氨水，则可见黄色变深呈橙或棕黄色（树脂及生物碱类与硝酸反应也呈黄色，但加氨水颜色无变化）。

（四）鞣质类的显微化学反应

1. 铁盐试液

用三氯化铁或氯化亚铁、醋酸铁、硫酸铁等试液装片，试样中若含水解鞣质则显蓝黑色，若为缩合鞣质则显黑绿色。

2. 钨酸钠试液

取药材切片或粉末，用钨酸钠试液装片，可见黄棕或红棕色沉淀物。

3. 钼酸铵及氯化铵等量混合的饱和试液

取药材切片或粉末，用两者的饱和试液的等量混合液装片，则可见黄色沉淀物（注意应避免材料接触水或稀酸，否则沉淀溶解；另试剂应新鲜配制）。

（五）草酸盐的显微化学反应

1. 草酸钙结晶

加50%硫酸试液则形成硫酸钙针晶，加氯化钡试液1～2滴，则形成硫酸钡膜状物。

2. 草酸镁结晶

常呈不规则的聚合物或放射状类球形结晶，加50%硫酸试液结晶溶解（存在于某些单子叶植物中，由于加50%硫酸溶液不产生针晶而便于鉴别）。

（六）碳酸钙结晶

加醋酸试液结晶溶解并产生气泡（若为草酸盐结晶加醋酸试液则无反应）。

（七）生物碱类的显微化学反应

取切片或粉末加碘化铋钾、碘–碘化钾试剂应生成红色沉淀；或加1%～5%的氯化金和氯化铂试液则形成一定形状的结晶性沉淀。对以下生物碱类常用下列试液进行鉴定：

1. 百部生物碱

取新鲜百部根切片置载玻片上，加氯化金试液1滴则形成颗粒状结晶。

2. 莨菪碱

取颠茄叶、根或曼陀罗叶切片置载玻片上，滴加氯化锌碘溶液则形成多角形片状结晶。

3. 小檗碱

（1）取黄连、黄柏等含小檗碱的药材粉末置载玻片上，加1滴1%的盐酸则形成黄色针状或杆状盐酸小檗碱结晶。

（2）若将上述药材粉末中加1～2滴乙醇及30%硝酸1滴，则形成黄色针状或针簇状硝酸小檗碱结晶；放置或加热，结晶消失而显红色。

（八）苷类的显微化学反应

1. 苦杏仁苷

（1）苦味酸钠反应 将药材切片（苦杏仁等）浸入苦味酸溶液30分钟，切片经水冲洗后置载玻片上，加10%碳酸钠溶液则显砖红色。

（2）普鲁士蓝反应 将苦杏仁等的厚切片置2%氢氧化钾溶液中片刻，取出切片后放入0.5%三氯化铁和20%氯化亚铁水溶液的等量经加热至沸的混合溶液中10分钟左右，再移至盐酸中约5分钟，切片显蓝色。

2. 蒽醌类

取大黄粉末等行微量升华，取升华后的载玻片加盖玻片后镜检可见黄色羽毛状的针形结晶，加碱液1滴结晶溶解并显红色。

3. 丹皮酚

取丹皮粉末行微量升华，将升华后的载玻片加盖玻片置显微镜下观察，可见长柱状或针状结晶，加1%三氯化铁乙醇溶液1滴，结晶溶解显暗紫色。

4. 微量升华法

微量升华法是利用生药中所含的某类化学成分，在经加热后能升华（直接形成固体）的性质而获取升华物，经镜检可观察升华物的颜色、形状及其显色反应等，从而可鉴别该类生药。具体方法是将生药粉末置铁皮片（大小同载玻片）上的铜制空心圈中（圈高及直径均为1cm左右），再于铜圈上方加一载玻片，在载有铜圈及粉末的铁皮片下方用酒精灯加热，待有升华物凝集在上方的载玻片上时，取下凝聚有升华物的载玻片镜检，注意结晶的颜色、形状，再加特定试液观察显色反应。

5. 甘草甜素

取甘草切片置载玻片上，加80%硫酸溶液，显黄色至黄棕色。或加氢氧化钠溶液则显红色无定形物质。

（九）乳汁类

取药材切片置载玻片上，加20%醋酸液1滴（固定乳汁及媒染作用），再加苏丹Ⅲ试液1滴，必要时可稍加热则乳汁被染成红色。

（十）脂肪油及树脂类

1. 苏丹Ⅲ及紫草试液

取药材切片或粉末少许置载玻片上，加苏丹Ⅲ或紫草试液显橘红、红色或紫红色。

2. 锇酸试液

加锇酸试液脂肪油呈棕黑色；树脂则无变化。

（十一）挥发油类

挥发油类成分复杂，但均溶于80%乙醇溶液中，而脂肪油和树脂类则不溶，可相区别。针对挥发油的不同类型可作下列试验：

1. 薄荷油

取薄荷粉末行微量升华法［参见（八）苷类的显微化学反应之4］，当载玻片上凝聚有挥发油滴状物时，取下载玻片并反转，使有升华物的一面朝上，加香草醛结晶少许及浓硫酸1~2滴显橙黄色或黄色，再加水液1滴变成紫红色，此为薄荷醇的显色反应。

2. 桂皮油

（1）取桂皮或肉桂等粉末少许行微量升华［参见（八）苷类的显微化学反应之4］，取下载玻片，加10%盐酸苯肼试液1滴，显微镜下可见桂皮醛苯肼杆状结晶。

（2）取上述粉末少许置载玻片上加入氯仿数滴，再加入盐酸苯肼试液，镜检可见上述结晶。

3. 丁香油

取丁香粉末少许置载玻片上，加入氯仿数滴及3%氢氧化钠的氯化钠饱和溶液1滴，盖上盖玻片，镜检可见丁香酚钠的针状结晶。

二、显微化学定位法

应用显微化学反应确定中药材组织中有效成分存在的部位，依据有效部位的确定则可鉴定药材的品种及质量。显微定位的应用必须在所鉴定的中药有效成分明确的情况下，然后选择对有效成分具有特殊反应的化学试剂，使之产生颜色或结晶，用显微镜确定有效成分的存在部位。具体方法如下：将中药材软化后，切成薄片，滴加特定的化学试液，镜检，依据反应结果确定中药材品种及质量。

据报道，日本学者名越规郎通过大量的实验证明，柴胡皂苷可与99%乙醇和硫酸等量混合液呈特有的黄绿色至蓝绿色，以此确定了柴胡中柴胡皂苷的存在部位是在木栓层下厚角组织附近。中国产柴胡在整个皮部均有存在，但一般在厚角组织附近存在较多；商品中药北柴胡的显色部位是在木栓层以内至次生韧皮部之间。实验还证明，木栓层、导管、木纤维等木栓化或木质化的部位中均无柴胡皂苷，所以柴胡应以质地较软的为佳。

第六节　显微特征的描述

各类药材经制片（组织切片或粉末片）后，均需观察分析其显微特征并加以文字描述，为配合文字描述尚需对鉴别特征进行绘图或显微摄像，以便全面提供鉴别依据。由此可见正确描述显微特征在显微鉴定工作中尤显重要。

一、植物类药材组织、粉末特征的描述

（一）组织特征的描述

组织特征的描述主要用于完整中药的各种制片的组织观察。在描述时，一般由外向内依次进行，分别说明各大部位组织构造的名称及其细胞组成和后含物的特征等。由于药材的组织构造及细胞组成复杂，各具特点，对各类特征的描述必然具有各自独特的特点，故对任何具体鉴别特征的描述必须注意应用其专属性及科学性术语。

1. **保护组织**

保护组织主要是表皮及木栓组织。如为表皮，则应描述其形状，注意表皮细胞表面观的垂周壁形态、是否增厚，平周壁表面是否有纹理，气孔类型等；表皮上若有毛茸，则要描述毛茸的类型、形态、组成细胞数、大小等。如为木栓组织，则应描述其细胞形状、大小、颜色、细胞壁增厚情况及是否有内含物等。

2. **厚壁组织**

厚壁组织主要指纤维和石细胞，对于形态不典型的石细胞则可称为厚壁细胞。首先要确定纤维与石细胞，写明名称，如纤韧皮纤维、木纤维、晶鞘纤维、嵌晶纤维、皮层石细胞、果皮石细胞等，然后描述其形状、大小、细胞壁的增厚情况、是否木化、纹孔及孔沟特征等。

3. **输导组织**

输导组织主要指导管及筛管。导管，主要描述其类型、直径、导管分子的大小、纹孔排列方式等。筛管，重点描述筛域的分布与形状。

4. **分泌组织**

分泌组织主要指油室、油管、树脂道、乳汁管、油细胞、黏液细胞等，描述其形状、大小、颜色、分泌物等特征。

5. **薄壁组织**

薄壁组织普遍存在于各类组织器官中，一般无鉴别意义。如有特殊鉴别意义的薄壁组织，则要详细描述。如熟地黄：薄壁组织碎片众多，淡灰棕色至棕黑色，细胞类

多角形，大多皱缩，细胞中有棕色类圆形核状物，直径 11 ~ 13μm。

（二）细胞特征的描述

细胞特征的描述，主要包括细胞形状、大小、颜色及内含物等。

细胞形状的描述要注明所观察的切面，如木栓细胞，表面观呈多角形，横切面观呈切向延长的长方形。

细胞大小的描述，一般记录最小值与最大值，如果大小差异很小时，则可记录一个平均值。如直径或长 15 ~ 46μm，则表明该个体最小值是 15μm，最大值是 46μm。在大小描述上，允许有少量超出上下限范围的数值，但超出的数字一般不得超过 ±10%。

细胞颜色的描述，一般选择主要颜色或多数的颜色描述。在中药中组织细胞的颜色往往不是单一的颜色，通常要用两个描写颜色的字重叠使用，并以后一种颜色为主。如黄绿色表示带黄色的绿色，即以绿色为主。此外，颜色常在一定范围内有所不同，描述时要说明颜色的变化范围。如浅黄色至棕黄色，就表明所描述个体颜色的变化范围。

内含物的描述，主要反映细胞中所含次生代谢产物。一般细胞中含有淀粉、结晶、油脂类等物质，其中结晶的种类和形状较多，要鉴定正确，描述确切。

（三）粉末特征的描述

粉末是由多种组织碎片、细胞、内含物等多种成分组成，因此在进行特征描述时，首先说明某药材的粉末组成，如表皮、毛茸、石细胞、纤维、淀粉粒等，描述顺序可按粉末的主体组成或鉴别特征的重要程度，即专属性强、弱的次序排列。对具体的细胞组织及其后含物描述的顺序及内容一般情况为：在粉末中的存在状态（如多少，多破碎，单个散在或成束、成群等），颜色，形状，大小（直径、长度），壁厚，层纹及孔沟，胞腔（形状、大小）及其后含物等。由于不同类型的粉末特征其描述具各自特点，故特举以下实例供参考。

1. 黄连石细胞

多单个散在或数个成群。鲜黄色，呈类圆形、类方形、类长方形、类多角形、纺锤形或不规则形，边缘大多不平整或有凹凸，直径 25 ~ 64μm，长至 102μm，壁厚 9 ~ 28μm，有的层纹明显，纹孔小，孔沟细，有的胞腔不规则或分枝。

2. 药用大黄草酸钙簇晶

较多，大小不一，一般较大，直径 35 ~ 155μm，棱角大多较宽而短尖。

3. 暗紫贝母淀粉粒

极多。单粒三角状卵形、灯泡形、广卵形、贝壳形、椭圆形或不规则形，边缘较平整、略凹凸或有尖突，偶有两分叉，直径 4 ~ 50（ ~60）μm，长至 56（ ~64）μm；脐点明显，点状、人字状、短缝状，偶有马蹄状，大多位于较小端，少数位于较大端或近中央；层纹较明显。多脐点单粒较多，脐点 2 ~ 5（ ~7）个。半复粒较多，脐点 2 ~ 5 个；有半复粒与分粒合生者。复粒少数，由 2 ~ 3 分粒组成；2 分粒者一大一小或等大。

4. 红花花粉粒

深黄色。呈类圆形、椭圆形或橄榄形，直径 39 ~ 60μm，有 3 萌发孔，孔口类圆形或长圆形，外壁厚 3 ~ 5μm，具刺状雕纹。

二、动物类药材粉末特征的描述

在显微鉴定动物粉末时，其重要鉴别意义的动物组织有皮肤、毛发、角、肌肉、骨及体壁等。对动物类药材各类组织特征的描述一般按由外向内的顺序进行，即先皮肤、毛、角，次肌肉，后为骨等。对各类组织特征的描述因具较强的专属性术语，特举例说明。

（一）乌蛇

1. 表皮

淡黄色或黄色。表面观可见密布棕色或棕黑色色素颗粒，常连成网状、分支状或聚集成团。

2. 横纹肌纤维

较多。淡黄色或近无色，多碎断。侧面观多呈条块状，较平直，边缘平整，中段直径 $31 \sim 115 \mu m$，有明暗相间的细密横纹，横纹平直或微波状。肌原纤维极细，直径 $1 \sim 2 \mu m$。断面观少见。

3. 骨组织碎片

近无色或淡灰色。呈不规则碎块，骨陷窝长梭形，大多同方向排列，骨小管密而稍粗，其横、纵断面均明显可见。

三、矿物类药材粉末特征的描述

一般依据矿物粉末的形状、颜色、表面纹理、光泽、透明度的顺序进行描述。其中光泽按照由强到弱，可分为金属样光泽、金刚样光泽、玻璃样光泽及绢丝样光泽等。透明度则可分透明、半透明、微透明及不透明等。如朱砂粉末，其显微特征的描述为：不规则块片深红色，有金属样光泽（矿物学称金刚样光泽），半透明，边缘暗黑。

第七节　中药材显微鉴别要点

一、根类药材的鉴别要点

1. 组织构造

根类药材大多取被子植物的根。在鉴定时，首先根据维管束组织区分其为双子叶植物根的初生构造、次生构造或为单子叶植物根。

单子叶植物根一般为初生构造，最外层通常为表皮，有的植物根表皮经多次分裂分化成根被（如百合科、百部科）。皮层宽广；内皮层细胞通常有明显的凯氏（点）带（如菝葜）。中柱小，木质部束及韧皮部束数目多，相间排列成一圈；髓部大多为薄壁细胞（如百部）。

双子叶植物根的初生构造只在须根中见到，其构造与单子叶植物根相似，但韧皮部束及木质部束数目少，初生木质部呈星芒状，一般无髓（如细辛）。

双子叶植物根类药材大多为次生构造，表层多数为木栓组织；次生皮层（栓内层）狭窄；韧皮部较发达或较狭窄；形成层环多明显；木质部由导管、管胞、木纤维、木薄壁细胞及木射线组成。中央大多无髓（如甘草），少数有明显的髓部（如龙胆、乌头）。

有些双子叶植物根有异常三生构造，例如何首乌根的形成层环外方有数个异常复合维管束；牛膝有数轮同心排列的维管束；商陆根有数轮形成层环；广防己有髓维管束；沙参、狼毒等均有三生构造。此外颠茄、华山参具内涵韧皮部（木间韧皮部）异常构造。

根类药材常有分泌组织，大多分布于韧皮部，包括乳汁管、树脂道、油室或油管、油细胞等。根类药材中常有各种草酸钙结晶，包括簇晶、方晶、砂晶、针晶等。此外，纤维、石细胞、淀粉粒、菊糖的有无及形状亦具有重要鉴别意义。

2. 粉末特征

除了无叶肉组织外，其他细胞、组织碎片都有可能存在。根的表皮细胞少见。

木栓组织：多见，注意木栓细胞表面观的形状、颜色、壁的厚度。

导管：一般较粗，注意其类型、直径、纹孔的形状及排列等。

石细胞：应注意石细胞的形状、大小、细胞壁增厚程度、纹孔形状等特征。

纤维：观察时要注意纤维的形状、直径、长短、胞壁增厚程度、木化与否、纹孔类型等特征；同时还要注意纤维束的周围细胞是否含有结晶。

分泌组织：注意分泌细胞、分泌腔（室）、分泌管（道）及乳汁管等类型、分泌细胞的形状、分泌物的颜色、周围细胞等特征。

结晶：大多为草酸钙结晶，有的还有菊糖、硅质晶体等，注意结晶的类型、大小及含晶细胞的形态等。

淀粉粒：一般较小，应注意淀粉粒的多少、形状、大小、脐点、层纹等特征。

根类药材的根头部如附有叶柄基、茎的残基或着生毛茸，在粉末中可见到叶柄的表皮组织、气孔及毛茸。

二、根茎类药材的鉴别要点

1. 组织构造

大多数是以被子植物地下茎入药，包括根状茎（根茎）、块茎、鳞茎及球茎，以根茎多见。可根据中柱、维管束的类型，区别其为蕨类植物、双子叶植物或单子叶植物的根茎。

蕨类植物根茎的最外层，多为厚壁性的表皮及下皮细胞，基本薄壁组织较发达。中柱的类型有原生中柱（如海金沙）、双韧管状中柱（如狗脊）、网状中柱（如绵马贯众）。根茎表面鳞片的形状、边缘特征有一定鉴别意义（如骨碎补）。

双子叶植物根茎大多有木栓组织或间有木栓石细胞（如苍术、白术）；皮层中有时可见根迹维管束；中柱维管束无限外韧型，环列；中心有髓（如黄连）。少数种类有三生构造，髓部有异常复合维管束（如大黄）。

单子叶植物根茎的最外层多为表皮，皮层中有叶迹维管束，内皮层大多明显，中柱中散有多数有限外韧型维管束或周木型维管束（如石菖蒲）。较粗的根茎、块茎等的内皮层不明显。鳞茎的鳞叶表皮可见气孔。

有的根茎类药材有油室（如川芎、白术）或油细胞（如石菖蒲、香附）；有的含草酸钙针晶束（如半夏、天麻、玉竹等），针晶束大多存在于黏液细胞中。此外，对厚壁组织、导管以及草酸钙结晶的类型等均应注意。

2. 粉末特征

与根类药材相似。注意鳞茎、块茎、球茎常含大量的淀粉粒，其形状、大小、脐点、层纹以及复粒等特征是鉴别的重要依据。鳞茎的鳞叶表皮常可察见气孔（如贝母）。单子叶植物根茎较易见到环纹导管。蕨类植物根茎只有管胞。

三、皮类药材的鉴别要点

1. 组织构造

皮类药材是木本植物形成层以外的部分，通常包括木栓组织、皮层及韧皮部。观察木栓组织应注意木栓细胞的层数、颜色、细胞壁的增厚程度等；木栓层还有一些特殊的变化，如杜仲木栓细胞的内壁增厚，肉桂最内层木栓细胞的外壁与侧壁增厚，较老的皮可见落皮层（如地骨皮、杜仲）。皮层狭窄，根皮的初生皮层，通常已不存在，而是由栓内层形成次生皮层。韧皮部占皮的绝大部分，注意韧皮射线的宽度（细胞列数）、射线细胞的形状、内含物等。韧皮部及皮层往往有纤维或石细胞存在（如桑白皮、黄柏），有的纤维或石细胞集结成群或带状（如杜仲、秦皮）。

皮类药材常有树脂道、油细胞、乳汁管等分泌组织以及草酸钙结晶。

2. 粉末特征

主要有木栓细胞、纤维、石细胞、分泌组织及草酸钙结晶等。筛管分子端壁复筛板的筛域常可察见，松科植物筛胞侧壁上的筛域亦易见（如土荆皮）。一般不应有木质部的组织，如导管、管胞等。

四、木类药材的鉴别要点

1. 组织构造

木类药材指木本植物树干、根形成层以内的所有组织，即主要为次生木质部（木材）。药用一般为心材。次生木质部的主要组成有轴向系统的导管、管胞、纤维、木薄壁细胞及径向系统的射线薄壁细胞。

木类药材通常从三个切面观察组织构造：横切面主要观察木射线宽度（细胞列数）、密度，导管与木薄壁细胞的比例及分布形式，导管和木纤维的形状、直径等；切向纵切面主要观察木射线的宽度、高度及类型，木射线在切向纵切面呈梭形，其宽度是指最宽处的细胞数，高度是指从上至下的细胞数，同时观察导管的类型，导管分子的长短、直径及有无侵填体，木纤维的类型及大小、壁厚度、纹孔等（如沉香、降香）；径向纵切面主要观察木射线的高度及细胞类型（同型射线细胞或异型射线细胞），木射线在径向纵切面呈横带状，与轴向的导管、木纤维相垂直，同切向纵切面观察导管、木纤维等。

木类药材的导管大多为具缘纹孔导管；木纤维可分为韧型纤维及纤维管胞，韧型纤维细胞壁无纹孔或有单斜纹孔，纤维管胞有具缘纹孔；木射线细胞及木薄壁细胞一般木化，具纹孔。还有一些特殊的变化，如沉香有内涵韧皮部，细胞壁非木化，并含有草酸钙柱晶；樟木有油细胞；檀香有管状分泌细胞，含草酸钙方晶并形成晶鞘纤维。

裸子植物木类药材主要观察管胞及木射线细胞。

2. 粉末特征

以导管、木纤维、木薄壁细胞、木射线细胞的形态特征，以及细胞后含物为主要鉴别点。

五、叶类药材显微鉴别要点

1. 组织构造

通常作横切片观察表皮、叶肉及叶脉的组织构造，要注意上、下表皮细胞的形状、大小、外壁、气孔、角质层厚度，以及有无内含物，特别是毛茸的类型及其特征。有的表皮细胞中含钟乳体（如穿心莲），有的上、下表皮细胞外壁呈乳头状突起（如荷叶上表皮细胞外壁呈乳头状突起、箭叶淫羊藿的下表皮细胞外壁呈乳头状突起）。叶肉部分注意观察栅栏组织细胞的形状、层次及所占叶肉的比例和分布，叶肉中有无石细胞或分泌细胞存在，如番泻叶上下两面具栅栏组织，颠茄叶栅栏组织下有结晶细胞层，桑叶有乳汁管分布，茶叶叶肉细胞中有大型石细胞等。

2. 叶的表面制片

主要观察表皮细胞、气孔及各种毛茸的全形，以及叶肉组织的某些鉴别点，如草酸钙结晶类型及其分布等。应注意上、下表皮细胞的形状，垂周壁，角质层纹理，气孔的形式。毛茸为叶类药材的重要鉴别特征，应注意观察非腺毛及腺毛的细胞形状、细胞壁的厚度及其表面特征。菊科植物叶的非腺毛其顶端细胞呈水平方向延长，近中部连接几个短细胞，成"T"型毛，顶端细胞左右两臂的长短有鉴别意义；唇形科植物的腺毛，头部呈扁球形，常由8个细胞组成，外被角质层，柄单细胞而短，形成腺鳞，其头部及柄部的直径及颜色有鉴别意义。

另外，观察叶的表面制片，可测定栅表细胞比、气孔数、气孔指数及脉岛数，对鉴别亲缘相近的同属植物的叶，有一定参考意义。

3. 粉末特征

与叶的表面制片基本一致，但毛茸多碎断，粉末中还可见到叶片的横断面及晶体。

六、花类药材显微鉴别要点

根据药用部分的不同，将苞片、花萼、花冠、雄蕊或雌蕊等分别作表面制片，或将完整的花作表面制片观察。苞片、花萼的构造，与叶相似。花冠上表皮细胞外壁常呈乳头状或绒毛状突起，有的花冠有油室（如丁香），或管状分泌细胞（如红花）。花冠表皮的毛茸也是重要鉴别特征，如几种金银花可依据花冠的毛茸加以区别。雄蕊花粉囊内壁细胞壁常呈网状、条状或点状增厚，且多木化。花粉粒为花类药材的重要特征，应注意其形状、大小、萌发孔状况、外壁雕纹等（如红花的花粉粒外壁呈齿状突起、金银花花粉粒外壁表面有细密短刺及圆形的细颗粒状雕纹）。雌蕊柱头的表皮细胞特别是顶端的表皮细胞常呈乳头状突起，或分化为绒毛状（如西红花）。

花类药材粉末的观察，以花粉粒、花粉囊内壁细胞、非腺毛、腺毛为主要鉴别点，并注意草酸钙结晶、分泌组织及色素细胞等。

七、果实类药材显微鉴别要点

1. 组织构造

一般重点观察果皮的组织特征。由子房壁分化和增大形成的真果的果皮，可分为外果皮、中果皮及内果皮，内、外果皮相当于叶的上、下表皮，中果皮相当于叶肉。

外果皮为1列表皮细胞，观察注意点同叶。有的表皮细胞含橙皮苷结晶（如花椒），有的散在油细胞（如五味子），有的分化成非腺毛（如乌梅、覆盆子），也有腺毛（如吴茱萸、补骨脂）或腺鳞（如蔓荆子）；表皮角质层平滑或有各种纹理，有的呈不规则网状纹理（如连翘）、平直线状纹理（如五味子）或呈颗粒状（如山茱萸），又角质纹理的粗细和疏密度也有鉴别意义（如宁夏枸杞和枸杞）。也有外果皮由表皮及下皮细胞组成，且下皮细胞分化为石细胞（如胡椒）。

中果皮为多列薄壁细胞，有细小维管束分布，一般为外韧型，也有双韧型（如茄科植物果实），或两个外韧型维管束合成维管束柱（如小茴香）。中果皮中常有油室（如花椒）、油细胞（如五味子）、油管（如小茴香），以及厚壁组织分布。有的中果皮细胞含草酸钙方晶（如陈皮），有的含淀粉粒（如五味子）。

内果皮的变异较大，有的为1列薄壁细胞，有的散在石细胞，有的为结晶细胞层（如莸蔚子），有的为镶嵌细胞层（如伞形科植物果实），也有分化为纤维层（如花椒）或石细胞层（如乌梅、牛蒡子）。

由于果皮的高度分化，不是所有真果的果皮可明显分化出外果皮、中果皮及内果皮。同时子房下位发育形成的假果，其心皮和心皮以外组织（如花萼、花托组织）之间没有清楚的界限。

2. 粉末特征

主要有果皮表皮细胞碎片，中果皮薄壁细胞及纤维、石细胞、结晶等。无木栓组织、叶片碎片、花粉粒及大导管等。

注意观察果皮表皮细胞的形状、垂周壁的增厚状况、角质层纹理、细胞内含物，以及有无气孔、毛茸等特征；中果皮细胞有无分泌组织、草酸钙结晶、淀粉粒、有色物质等；内果皮细胞的形状，如为镶嵌层，注意镶嵌细胞数及其排列形式。

果实如包含种子，其鉴别点参见种子类药材。

八、种子类药材显微鉴别要点

1. 组织构造

种子类药材显微鉴别重点观察种皮的构造，其次是外胚乳、胚乳及子叶细胞的形态及所含贮藏物。

种皮的结构较复杂，有的种皮只有1列细胞，较多的种皮由数种不同的细胞组织构成。通常种皮表皮为1列薄壁细胞（如鸦胆子），有的可见气孔（如胡桃），有的部分表皮细胞形成非腺毛（如牵牛子），或全部表皮细胞分化为厚壁木化的非腺毛（如马钱子）；有的表皮细胞由薄壁细胞与石细胞组成（杏仁、桃仁）；也有的全为石细胞（五味子、枸杞子）；有的表皮为黏液细胞组成的黏液层（芥子、车前子）；有的为栅状细胞（决明子、青葙子）；有的胞腔内含色素（巴豆）或结晶（芝麻）。注意表皮细胞的形状、大小、排列情况、壁有无增厚等。

种皮表皮以下的组织可能有：①栅状细胞层（如牵牛子、菟丝子），注意栅状细胞层数、大小、壁增厚情况及有无光辉带。②油细胞层（如姜科植物种子），注意油细胞的形状、分布及内含物颜色。③色素层（如姜科植物种子），注意色素细胞层数及内含物颜色。④石细胞（如枸杞子），注意分布、形状及壁厚。⑤支持细胞（如豆科植物种子），注意形状、壁增厚情况。

种皮内表皮层通常为1列薄壁细胞，有的为厚壁细胞（五味子）。注意细胞形状、壁厚及有无色素。

种子的外胚乳、内胚乳或子叶细胞的形状、细胞壁增厚状况，以及所含脂肪油、糊粉粒或淀粉粒等，也有鉴别意义。

2. 粉末特征

注意观察种皮细胞表面观及断面观的形态特征。种皮栅状细胞层的表面观，为多角形而小的厚壁性细胞紧密集结的细胞群，断面观细胞呈狭长方形，壁稍厚，有上、下两条光辉带（如决明子）。种皮石细胞层表面观有的呈多角形而排列整齐的细胞群（如五味子）；有的呈不规则形，垂周壁波状弯曲，断面观内壁及垂周壁成谷形增厚（如枸杞子）；有的呈类圆形、类多角形，断面观呈贝壳形（如苦杏仁）。其他如毛茸、分泌组织、草酸钙结晶、淀粉粒均宜注意。

九、全草类药材显微鉴别要点

大多为草本植物的地上部分，少数为带根的全株。全草类包括了草本植物药的各个部位，其显微鉴别可参照以上各类药材的鉴别特征。

十、动物类药材显微鉴别要点

动物类中药来源于动物的全体、动物体的一部分、动物的生理或病理产物以及动物的加工品等。从动物的物种来看包括了高等动物到低等动物，物种范围广泛，种间差别较大。因而动物类中药的显微鉴别难以像植物类中药那样归纳出较多的共性内容。但是，动物类中药显微鉴别的基本原理还是基于动物的细胞、组织及器官的显微构造差异。现将几种常见的动物组织及器官的显微构造及观察要点简介如下。

1. 肌肉组织

动物药中以横纹肌为多见，其上可见明暗相间的条纹。动物药材粉末鉴别时，肌纤维的横断面及纵断面均可见。横断面观察单个肌纤维或肌纤维束的断面，注意其形状及大小；纵断面观察肌纤维的宽度，肌原纤维上明带及暗带的宽度，以及相邻肌原纤维明暗带的位置变化，即横纹平整或呈波状（如海马的横纹肌纤维有较平直的明暗相间的条纹，蛤蚧的横纹肌纤维有平行的波峰状或细波状明暗相间条纹）。

2. 骨组织

从骨碎片的横断面和纵断面均可观察到骨的组织结构特征。横断面主要注意观察中央管的形状和直径、骨板的层次、骨间板的多少、骨陷窝的形状及大小、骨小管的多少等；纵断面主要注意观察中央管的纵列情况、骨陷窝多呈梭形、骨小管明显等。

3. 皮肤

皮肤由表皮、真皮和皮下组织组成。皮肤粉末显微鉴别时，不易辨别表皮、真皮及其分层，但可从有无色素颗粒、色素颗粒的排列形式来鉴别。如驴皮表面可见深褐色色素颗粒，鹿皮则无。

4. 毛（发）

毛发的特征在鉴别不同动物时常常作为重要的参考。不同种动物毛的髓质大小及网纹不同，要注意观察髓质连续与否和网状结构的形态特征；要注意皮质的梭形细胞的大小、有无色素颗粒及其颜色、分布方式等。如驴毛的皮质梭形细胞彼此易散离；鹿毛的皮质梭形细胞不易散离。

5. 角

角为皮肤的衍生物。洞角横断面观察，中央为骨组织，周围为角质部分，有明显而细密的波状纹理，如羚羊角横切面，中央角塞部分为骨组织，哈弗系明显，周围角质部分有微细波状纹理。实角由真皮骨化后伸出皮肤形成，如鹿茸横切面中央为骨组织，占横切面的极大部分，可分为中央管及其周围的骨板，骨板间可见骨陷窝、骨小管，外为皮肤，毛茸基部（毛根）埋于真皮中。注意观察角碎片的横断面特征，区别是骨质角还是角质角，有无同心纹理或波状纹理及色素颗粒等。

6. 节肢动物的体壁

注意观察体壁外表皮表面观特征，如外表皮的颜色、表面纹理、排列方式、有无附着物及毛基等。如全蝎体壁碎片呈棕黄色或黄绿色，外表皮表面观呈多角形网格样纹理，大多排列整齐，表面散布细小颗粒及毛窝；蜈蚣体壁碎片呈黄棕色或淡黄棕色，外表皮表面观有多角形网格样纹理，排列整齐，其下散布细小圆孔。

十一、中成药显微鉴定要点

中成药显微鉴定，一般根据处方对各组成药材粉末特征作分析比较，排除某些类似的鉴别特征，选取各药具专属性的特征，作为鉴别依据。因此，单一药材粉末的主要特征在成药中有时不一定能作为鉴别依据，而某些次要特征有时也可起到鉴别作用。

选取各组成药物显微特征时要考虑到两点：①所选特征在该处方中的专属性；②该特征尽可能在处方外的中药中也要有专属性。一般地说，每味组成药选取一个能代表该药的专属特征即可，如果该特征与其他组成药有交叉，则应选取其他特征，或增加 1~2 个辅助性特征。例如六味地黄丸由熟地黄、山茱萸、牡丹皮、山药、茯苓、泽泻 6 味药组成，每味药都有数个显微特征，大部分特征又有横向交叉（详见附表）；处方中，茯苓的菌丝与团块、熟地黄具核状物的薄壁组织、山茱萸具连珠状增厚壁的外果皮细胞、泽泻具纹孔域的薄壁组织和波状弯曲的内皮层细胞均有较强的专属性。牡丹皮中的草酸钙簇晶是常见的特征，山茱萸亦含少量簇晶，但牡丹皮的草酸钙簇晶排列成纵行，山茱萸含晶细胞皱缩并呈橙棕色，与牡丹皮可以区别。淀粉粒是山药粉末的主体，为避免与泽泻、牡丹皮淀粉粒的交叉，可选取直径大于 25μm 者，因泽泻、牡丹皮的淀粉粒均小于 25μm。为了提高鉴别的准确度，山药还应增加草酸钙针晶束为辅助特征，这样 6 味组成药物均可鉴别。

表 1-4　六味地黄丸鉴别要素一览表

构成要素	熟地黄	山茱萸	牡丹皮	山药	茯苓	泽泻
薄壁细胞	●					●
内皮层细胞						●
木栓细胞			○			
外果皮细胞		●				
草酸钙簇晶		○	●			
淀粉粒			○	●		○
草酸钙针晶束				●		
菌丝					●	
颗粒状团块					●	

●主要鉴别特征　　　○辅助鉴别特征

第八节　商品药材显微鉴定方法及步骤

鉴定商品药材一般经如下步骤，即熟悉文献、资料；收集标准药材及制备标准药材粉末；性状鉴定；组织、粉末鉴定；留样复查和结论等。分析鉴定的具体方法如下：

一、熟悉文献、资料

对需鉴定的药材及粉末首先要掌握其鉴定的标准依据，即依据药典，省、部级及地方标准或有关研究的文献资料等。对药材的产地、当地用药习惯及用途等均应了解。

二、标准药材及标准粉末的收集及制备

标准药材及粉末作为鉴别药材的对照品尤显重要，可包括药典收载的正品药材，法定部门批准的代用品，人为加工制造的伪品，历史原因形成地区用药的混乱品等。故必须依据鉴定药材的具体需要收集和制备好对照用药材及药材粉末。

三、性状鉴定

商品药材鉴定时，首先应用感观鉴定，即看、尝、触、嗅等，应遵循由表及里的程序，应在观察外形的基础上再进行组织、粉末鉴定。我们曾依据检品药材日本板蓝根的根皮为红色，经组织、粉末及理化分析，结果确定该检品非板蓝根而为丹参。所以性状鉴定是商品药材鉴定的重要环节，应加以重视。

四、组织、粉末鉴定

取材应注意部位及粗细、厚度等。茎类药材应说明鉴定部位是上、中或下段及其直径；皮类药材应说明其厚度；叶、花类药材应说明鉴定取材部位及其位于茎的上、下部等。因为同品种药材的不同部位或不同厚度其组织构造及粉末组成均会产生变化，

特别表现在机械组织的有无及多少等。如皮类药材杜仲其横切面组织构造具落皮层，由石细胞层组成的硬韧部及射线斜向生长的特点等；但是经实验观察证明当其厚度在 5mm 以下时，其横切面组织构造则不具备以上特征。另外，百部的针晶束在其根的两端即上、下段多见，而中部则少见。淫羊藿叶，只有在基部才可见含簇晶等均说明，鉴定商品药材时注意取材部位，并说明粗细、厚度是十分重要的，否则不能保证鉴定结果的准确性。

五、留样复查

检品药材均应留样以便复查核对鉴定结果。留样药材应与检品药材的外形及结构相同，并注意其粗细及部位的一致性。留样的粉末药材更应注意其同一性，若为根类药材如当归，应沿其长径纵向对半剖开，一半留样，另一半磨粉，从而确保粉末组成与其组织结构的同一性。

六、结论

首先应说明本品鉴定的依据及鉴定结果。依据就是说明鉴定的标准，如药典、地方药品标准等，结果应说明商品药材的来源。以天麻为例，本品来源于兰科植物天麻 *Gastrodia elata* Bl. 的块茎。若不能确定药材品种时，可给出药材拉丁名。以甘草为例，本品为药材甘草 Glycyrrhizae Radix et Rhizoma。当组织构造与细胞组成发生变化时应加以说明。例如鉴定结果为天麻的块茎，但未见其厚壁细胞，原因是送检样品直径仅 1.5cm，较幼嫩，故机械组织尚未形成，所以其组织结构及粉末中均未见厚壁细胞是正确的。必要时还应说明依据鉴定标准及鉴定结果，检品是否可供药用等。

第二章
中约显微鉴定实验

本章介绍中药显微鉴定实验的基本操作，分别对各类中药代表，用中英文描述其性状、组织和粉末的鉴别特征，并附原色显微图像。具体分 20 个实验讲述：中药显微鉴定基本技术实验 1 个，涉及显微测量和显微描绘等内容；植物类中药的显微鉴定实验 13 个，要求掌握重点药的显微鉴别特征，了解各类中药的基本构造及显微鉴别要点，涉及根类、根茎类、皮类、木类、叶类、花类、果实类、种子类、全草类等常用中药材，其中商品药材的鉴定是为综合性实验；动物类中药的显微鉴定实验 3 个，要求掌握皮肤及毛发、肌肉、骨及节肢动物体壁等的粉末显微鉴别特征，主要涉及鹿茸、海马、乌梢蛇、地龙、蛤蚧、全蝎、僵蚕等动物药材；中成药显微分析实验 3 个，涉及范围包括植物、动物及矿物类药材。

Chapter 2　Experiments of Microscopical Identification of TCMs

This chapter introduces the basic experiment skills about microscopical identification of Traditional Chinese Medicines. It covers 20 experiments, including: 1 experiment about the basic experiment procedure, in which the microscopical measure and microscopical drawing are described; 13 experiments about the identification of plant drugs, through which students are required to master the microscopical identification characters of some important drugs, and to know the fundamental structure and differential points of roots, rhizomes, barks, woods, leaves, flowers, fruits, seeds, herbs, etc. ; 3 experiments about the identification of animal drugs, through which students are required to master the microscopical identification characters of powder of skins, hairs, muscles, bones, body walls from Cervi Cornu Pantotrichum, Hippocampus, Zaocys, Pheretima, Gecko, Scorpio and Bombyx Batryticatus; and 3 experiments about the identification of traditional Chinese patent medicines, in which plant, animal and mineral drugs are involved.

实验一 显微测量和显微描绘

【实验目的】

掌握显微测量和显微描绘方法。

【实验材料】

1. 目镜量尺（精确等分为 100 小格）。

2. 载台量尺（1mm 长，精确等分 100 小格，每小格长为 0.01mm，即 $10\mu m$）。

3. 描绘棱镜或描绘目镜。

4. 甘草根横切面永久制片。

【实验内容】

1. 目镜量尺的标化　取载台量尺置显微镜的载台上，将目镜量尺放入镜筒内，分别在低倍镜及高倍镜下标化目镜量尺，并计算目镜量尺每 1 小格相当的微米（μm）数。

2. 显微描绘　将描绘器安放在显微镜镜筒上，取甘草根横切面片先在低倍镜下观察，从外向内观察其构造的各部位，再在高倍镜下重点观察韧皮部、形成层及木质部区域，选择组织细胞完整、轮廓清晰、有代表性的组织细胞进行描绘。描绘时注意调节显微镜的焦距，并调节光亮使显微镜视野中及描绘纸上的光线强弱相当，视野中的物像和绘图用的铅笔尖像均清晰时，即可描绘。

【实验指导】

目镜量尺的标化及显微描绘的具体方法，含微细物体大小的测量及显微绘图的放大倍数的计算等，参见第一章中的第二节。

【实验作业】

1. 分别记录显微镜目镜量尺在低倍镜和高倍镜下每 1 小格相当的微米（μm）数。

2. 描绘甘草根横切面片中一部分的组织（40 倍物镜下），测量甘草导管的大小，并计算说明所绘图的放大倍数。

Experiment 1　Microscopical Measure and Microscopical Drawing

【Purposes】

Master the method of microscopicalmeasure and microscopical drawing.

【Materials】

1. Ocular micrometer（accurately equated into 100 panels）.

2. Stage micrometer（1mm long, accurately equated into 100 panels, each panel

0. 01mm long，viz. 10μm long）.

    3. Drawing prism or drawing ocular.

    4. Permanent slide of transverse section of root of *Glycyrrhiza uralensis* Fisch.

【Contents】

    1. Mark of ocular micrometer   Place the stage micrometer onto the microscope carrier, and put the ocular micrometer into the eyepiece sleeve, mark the ocular micrometer under low – and high – power objectives, respectively, then calculate the length of each panel of ocular micrometer inμm.

    2. Microscopical drawing   Place the plotter on the eyepiece sleeve, put the slide of transverse section of root of *Glycyrrhiza uralensis* Fisch. onto the microscope carrier, observe its structure under low – power objective, then examine vascular bundles, cambium and xylem under high – power objective. Draw the integrated typical cells. Regulate the focal distance, adjust the lightness till the object in the visual field and the pen nib are clear, then begin to draw.

【Guides】

    The specific methods of mark of ocular micrometer and microscopical drawing, including measuring the minute object and calculating the multiple, are referred to Segment 2 in Chapter 1.

【Assignments】

    1. Calculate the length of each panel of ocular micrometer inμm under low – and high – power objectives, respectively.

    2. Draw a vascular bundle or a portion of tissue in transverse section of root of *Glycyrrhiza uralensis* Fisch. （under 40 – multiple objective）, measure the size of vessels, and calculate the multiple of the diagram.

实验二　根类药材（一）——粉防己与广防己的鉴定

【实验目的】

1. 掌握粉防己及广防己的性状及显微鉴别特征。

2. 了解双子叶植物根类药材的基本构造及鉴别要点。

【实验材料】

1. 粉防己（*Stephania tetrandra* 根）及广防己（*Aristolochia fangchi* 根）的药材标本。

2. 粉防己及广防己根横切面永久制片、粉末。

【实验内容】

1. 观察比较粉防己及广防己的性状。

注意观察比较粉防己与广防己外形（包括形状、大小、颜色、表面特征）、质地、断面、气味等特征。

2. 观察比较粉防己及广防己的组织构造及粉末特征。

（1）横切面组织　先在低倍镜下观察其基本构造及特征，再在高倍镜下仔细观察皮层（栓内层）组织中是否存在石细胞、结晶，韧皮部形状，木质部导管的排列，射线的宽窄及有无髓部。

（2）粉末特征　用斯氏液装片观察淀粉粒；用水合氯醛液装片观察石细胞、纤维、结晶及其他细胞组织。

【实验指导】

中药材商品市场以"防己"为名的药材近 10 种，主要来源于防己科及马兜铃科植物的根。《中国药典》仅收载防己科植物粉防己（*Stephania tetrandra* S. Moore）一种，也是防己的主流商品。其他多为各地区使用品种。

1. 性状

（1）粉防己　根呈不规则圆柱形、半圆柱形或块状，多弯曲。表面淡灰黄色，在弯曲处常有深陷横沟而成结节状的瘤块样。体重，质坚实，富粉性，断面平坦，灰白色，木质部占根大部分，棕色导管束做放射状排列，射线宽广。气微，味苦。

（2）广防己　根呈圆柱形或半圆柱形，略弯曲。表面灰棕色，粗糙，多纵沟纹，弯曲处有深横沟；质坚硬，不易折断，横断面木部占大部分，可见细密的放射状纹理，中央可见一小环（异常维管束）。气微香，味微苦而涩。

2. 横切面组织

（1）粉防己　木栓层有时残存。皮层（栓内层）窄，散有石细胞群，常切向排列。韧皮部较宽。形成层成环。木质部占大部分，射线较宽；导管稀少，呈放射状排列；导管旁有木纤维。中央无髓。薄壁细胞充满淀粉粒，并可见细小杆状草酸钙结晶。（图 2 – 1，2 – 2）

（2）广防己　木栓层内方石细胞断续排列成环，薄壁细胞含草酸钙簇晶。韧皮部较宽，有石细胞及草酸钙簇晶。木质部导管束向外作二歧或多歧分叉。髓部有异常维管束。（图 2 – 3，2 – 4，2 – 5）

3. 粉末

（1）粉防己　淀粉粒单粒类圆形，复粒由 2～8 分粒组成；石细胞壁稍厚，纹孔及孔沟明显，有的可见层纹；草酸钙结晶少而小，呈方形、长方形或菱形，长 3～7μm；纤维细长梭形，有单斜纹孔或交义成十字形；具缘纹孔及网纹导管直径 34～236μm；尚可见木栓细胞及木薄壁细胞。（图 2 –6）

（2）广防己　淀粉粒单粒类圆形，复粒 2～7 分粒；石细胞淡黄色或棕黄色，壁较厚，孔沟具分枝；草酸钙簇晶直径 19～39μm；纤维长梭形，有斜纹孔或交叉成十字

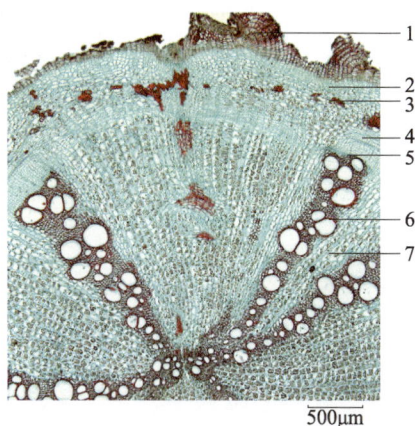

图 2 – 1　粉防己（*Stephania tetrandra* 根）横切面

1. 木栓层；2. 皮层（栓内层）；3. 石细胞；4. 韧皮部；5. 形成层；6. 木质部；7. 木射线

500μm

形，纤维管胞壁上有具缘纹孔；具缘纹孔及网纹导管直径 180～224μm；尚可见木栓细胞及木薄壁细胞。（图 2 – 7）

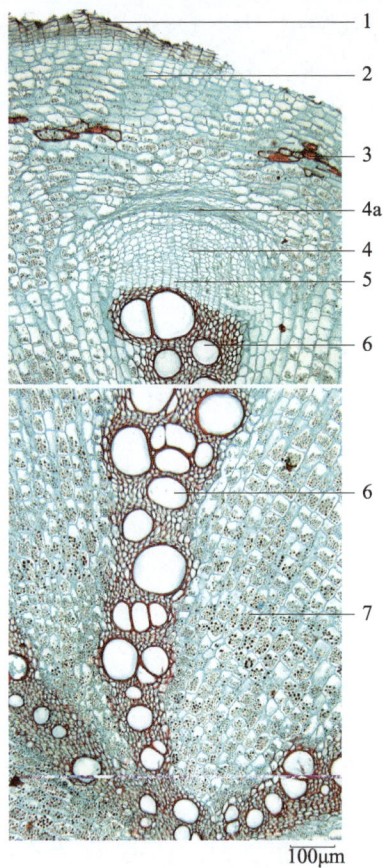

图 2 – 2　粉防己局部组织放大

1. 木栓层；2. 皮层（栓内层）；3. 石细胞；4. 韧皮部；4a. 颓废筛管群；5. 形成层；6. 木质部；7. 木射线

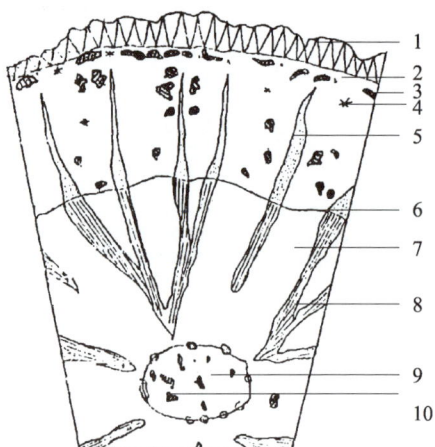

图 2 – 3　广防己（*Aristolochia fangchi* 根）横切面组织简图

1. 木栓层；2. 皮层（栓内层）；3. 石细胞群；4. 草酸钙簇晶；5. 韧皮部；

6. 形成层；7. 木射线；8. 木质部；9. 髓；10. 异常维管束

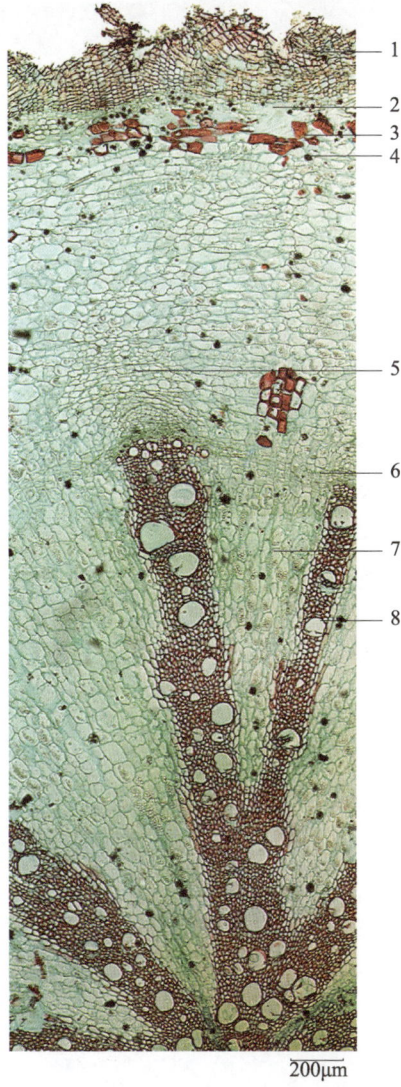

图2-4　广防己局部组织放大

1. 木栓层；2. 皮层（栓内层）；3. 石细胞群；4. 草酸钙簇晶；5. 韧皮部；6. 形成层；7. 木射线；
8. 木质部；9. 髓；10. 异常维管束

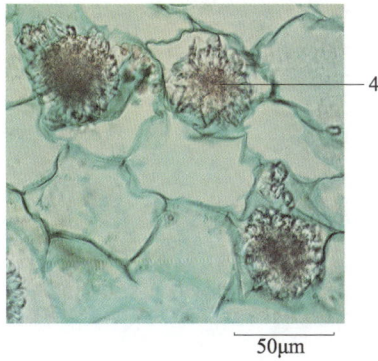

图2-5　广防己薄壁细胞含草酸钙簇晶

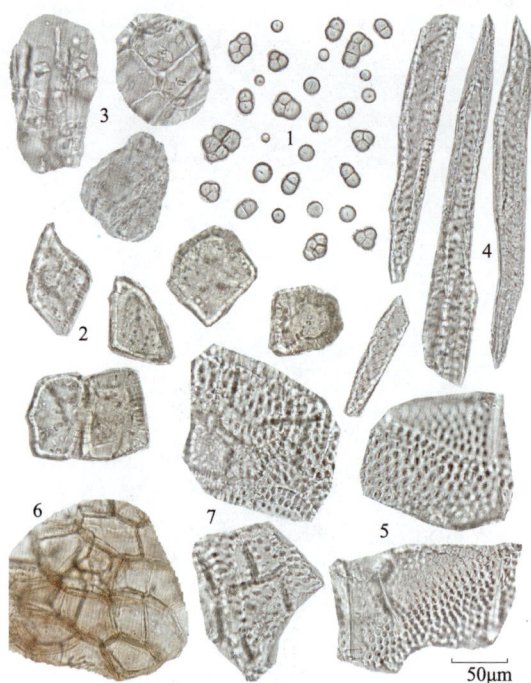

图 2-6　粉防己（*Stephaniae tetrandrae* 根）粉末

1. 淀粉粒；2. 石细胞；3. 草酸钙结晶；4. 纤维；5. 导管；6. 木栓细胞；7. 木薄壁细胞

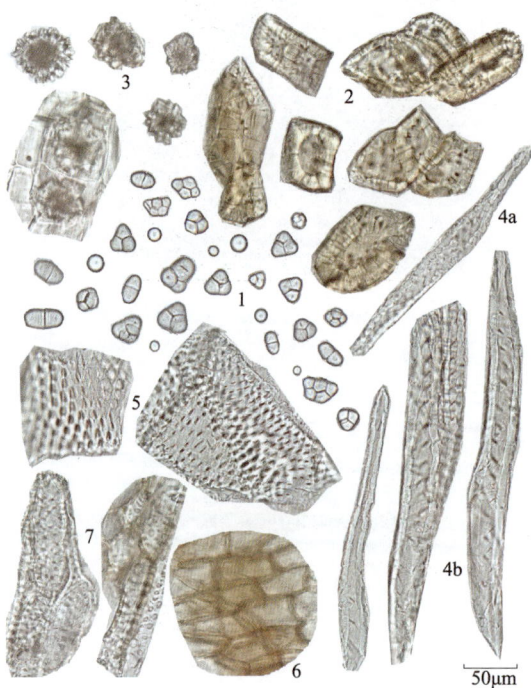

图 2-7　广防己（*Aristolochiae fangchi* 根）粉末

1. 淀粉粒；2. 石细胞；3. 草酸钙结晶；4a. 纤维管胞；4b. 韧型纤维；5. 导管；6. 木栓细胞；7. 木薄壁细胞

【实验作业】

1. 绘粉防己及广防己横切面组织简图，并说明两者的共同点和区别点。

2. 绘广防己粉末的韧型纤维和纤维管胞，并说明两者的鉴别点。

Experiment 2   Roots（Ⅰ）—Identification of Stephaniae Tetrandrae Radix and Aristolochiae Radix

【Purposes】

1. Master the description and microscopical characters of Sterphaniae Tetrandrae Radix and Aristolochiae Fangchi Radix.

2. Know the fundamental structure and differential points of roots from dicotyledons.

【Materials】

1. Reference crude drugs of Sterphaniae Tetrandrae Radix and Aristolochiae Fangchi Radix.

2. Slides of transverse sections of Sterphaniae Tetrandrae Radix and Aristolochiae Fangchi Radix; their powders.

【Contents】

1. Observe and compare the description of Sterphaniae Tetrandrae Radix and Aristolochiae Fangchi Radix.

Pay attention to externally（including shape, size, colour, surface）, texture, fracture, odour and taste.

2. Observe and compare the microscopical characters of structures and powders of Sterphaniae Tetrandrae Radix and Aristolochiae Fangchi Radix.

（1）Transverse section   Observe the fundamental structure and character under lower power microscope, then examine carefully the presence or absence of stone cells and clusters in cortex, phloem shape, arrangement of xylem vessels, width of rays, presence or absence of pith.

（2）Powder   Observe starch granules after treated with glycerol – acetic acid solution; observe stone cells, fibers, crystals after treated with chloral hydrate.

【Guides】

As many as 10 crude drugs with the Chinese name "Fangji" appeared in the herbal markets, which were mainly derived from the roots of Menispermaceae and Aristolochiaceae. However, only the main – stream commercial product, Sterphaniae Tetrandrae Radix, was documented in China Pharmacopeia , and other commercial products were used in limited areas.

The major differential points between Sterphaniae Tetrandrae Radix and Aristolochiae Fangchi Radix in morphology, structure of transverse section and powder were described below:

1. Description

(1) Sterphaniae Tetrandrae Radix   Irregularly cylindrical, semi – cylindrical or lump – shaped, mostly tortuous. Externally grayish – yellow, usually exhibiting deeply depressed transverse grooves and appearing knotty – knobby at the curved part. Texture heavy and compact, starchy, fracture even, grayish – white, xylem occupying for major proportion of the cut surface, rays broadly. Odour, slight; taste, bitter.

(2) Aristolochiae Fangchi Radix   Cylindrical or semi – cylindrical, slightly tortuous. Externally grayish – brown, coarse, exhibiting deeply depressed transverse grooves. Texture hard, uneasily broken, xylem occupying for major proportion of the cut surface, compacted radial striations visible, a small ring appearing at center (abnormal vascular bundles) . Odour, slightly aromatic; taste, slightly bitter and astringent.

2. Structure of transverse section

(1) Sterphaniae Tetrandrae Radix   Cork sometimes remaining. Cortex (phelloderm) narrow, scattered with stone cell groups, usually arranged tangentially. Phloem relatively broad. Cambium in a ring. The greater part occupied by xylem, rays wide; vessels rare, radially arranged; accompanied by wood fibers. Without pith. Parenchymatous cells filled with starch granules and a few minute rod – shaped crystals of calcium oxalate. (Fig. 2 – 1, 2 – 2)

(2) Aristolochiae Fangchi Radix   Stone cells in inner part of cortex interruptedly arranged into a ring, parenchymatous cells filled with clusters of calcium oxalate. Phloem relatively wide, with stone cells and clusters of calcium oxalate. Vessels of xylem dichotomizing or multi – branching toward outside. Pith exhibiting abnormal vascular bundles. (Fig. 2 – 3, 2 – 4, 2 – 5)

3. Powder

(1) Sterphaniae Tetrandrae Radix   Single starch granules subrounded, compound granules consisting of 2 ~ 8 components; walls of stone cells slightly thickened, pits and pit – canals distinct, some with striations; crystals of calcium oxalate rare, minute, square, rectangular or rhombic, 3 ~ 7μm long; fibers slender fusiform, pits monocline or crossed; bordered – pitted and reticulated vessels 34 ~

236μm in diameter, xylem parenchyma and cork cells visible. (Fig. 2 – 6)

（2）Aristolochiae Fangchi Radix Single starch granules subrounded, compound granules consisting of 2 ~ 7 components; stone cells pale yellow or brownish – yellow, walls relatively thickened, with branched pit – canals; clusters of calcium oxalate 19 ~ 39μm in diameter; fibers long fusiform, pits monocline or crossed, walls of fiber tracheids with bordered pits; bordered – pitted and reticulated vessels 180 ~ 224μm in diameter, xylem parenchyma and cork cells visible. (Fig. 2 – 7)

【Assignments】

1. Draw diagrams of transverse section of Sterphaniae Tetrandrae Radix and Aristolochiae Fangchi Radix, and describe the similar and different characteristics.

2. Draw libriform fibers and fiber tracheid of powders of Aristolochiae Fangchi Radix, and describe the differential points between them.

实验三 根类药材（二）——麦冬类的鉴定

【实验目的】

1. 掌握麦冬、山麦冬的性状及显微鉴别特征。

2. 了解单子叶植物根类药材的基本构造及鉴别要点。

3. 学习商品药材显微鉴定的方法以及徒手制片方法。

【实验材料】

1. 麦冬、山麦冬对照药材。

2. 麦冬（*Ophiopogon japonicus* 根）、山麦冬（*Liriope spicata* var. *prolifera* 根）横切面组织切片。

3. 市购商品麦冬 2 ~ 3 种。

【实验内容】

1. 观察麦冬、山麦冬药材标本的性状、组织切片，了解麦冬与山麦冬的性状及组织鉴别特征。

2. 观察商品麦冬药材性状特征，注意形状、大小、颜色、表面特征、质地、断面、气味等特征。

3. 观察商品麦冬的组织构造及粉末特征：

（1）横切面组织（徒手切制，用水合氯醛液加热透化装片）

观察内容：①根被（细胞层次、形状）；②皮层（外皮层细胞形状，壁增厚情况，皮层细胞含草酸钙结晶的类型）；③石细胞环带（列数，内壁及侧壁增厚状况，形状、大小及纹孔和孔沟）；④内皮层（细胞的形状、大小，壁增厚状况，纹孔和孔沟及通道细胞的有无）；⑤中柱（占横切面的比例，中柱鞘细胞层次，韧皮部和木质部束的形状、大小、数目与排列）。

（2）粉末（先切薄片，再用小乳钵研磨至较细粉；用水合氯醛液加热透化装片）

观察内容：①外皮层碎片（分泌细胞的形状及其与外皮层细胞的排列状况）；②草

酸钙结晶（类型、形状、大小）；③石细胞（形状，壁增厚状况，纹孔及孔沟）；④内皮层（细胞形状，壁增厚形式，孔沟和纹孔等）。

通过以上观察，与药材标本相比较，并依据商品药材的名称、产地等查阅有关文献资料，做出初步鉴定结论。

对商品药材进行鉴定时，取样应具代表性，混杂样品要分选后再做性状和显微鉴定，注意留样，以备复核。

【实验指导】

《中国药典》收载麦冬和山麦冬两种；麦冬为百合科植物麦冬 *Ophiopogon japonicus* (Thunb.) Ker‑Gawl. 的干燥块根，山麦冬为湖北麦冬 *Liriope spicata* (Thunb.) Lour. var. *prolifera* Y. T. Ma 或短葶山麦冬 *L. muscari* (Decne.) Baily 的干燥块根，二者均为主流商品麦冬。经调查，全国商品麦冬原植物来源计有百合科沿阶草属（*Ophiopogon*）18 种（含变种），山麦冬属（*Liriope*）8 种（含变种），因此要注意鉴别。

1. 性状

（1）麦冬　块根呈纺锤形，两端略尖，长 1.5~3cm，中部直径 0.3~0.6cm。表面黄白色或淡黄色，有细纵纹。质柔韧。断面黄白色，半透明，中柱细小。气微香，味甘、微苦。

（2）山麦冬（湖北麦冬）　块根呈纺锤形，两端略尖，长 1.2~3cm，中部直径 0.4~0.7cm。表面淡黄色至棕黄色，有不规则纵细皱纹。质柔韧。干后质硬脆，易折断，断面淡黄色至棕黄色，角质样，中柱细小。气微，味甜，嚼之发黏。

2. 横切面组织

（1）麦冬（块根）横切面　表皮细胞 1 列；根被为 3~5 列木化细胞。皮层宽广，散有含草酸钙针晶束的黏液细胞，有的针晶直径至 10μm；内皮层细胞壁全面增厚，木化，胞腔类圆形，有通道细胞，外侧为 1 列石细胞，其内壁及侧壁增厚，纹孔细密。中柱较小，韧皮部束与木质部束交互排列，15~22 个，木质部由导管、管胞、木纤维组成，其内侧的木化细胞连接成环层。髓小，薄壁细胞类圆形。（图 2－8，2－9）

（2）山麦冬（湖北麦冬块根）横切面　表皮为 1 列薄壁细胞。皮层宽广，外皮层细胞 1 列，皮层薄壁细胞间散有含草酸钙针晶束的黏液细胞，针晶长 27~60μm；内皮层细胞壁侧壁或侧壁及内壁增厚，木化，胞腔类方形，有通道细胞，外侧为 1~2 列石细胞，其内壁及侧壁增厚，纹孔细密。中柱甚小，韧皮部束与木质部束交互排列，7~15 个，各位于木质部束的星角间；木质部束内侧的木化细胞连接成环层。髓小，薄壁细胞类圆形。（图 2－10，2－11）

3. 粉末特征

（1）麦冬（块根）粉末　外皮层碎片，分泌细胞与外皮层细胞相间排列。草酸钙针晶较多，常碎断，随处散在或成束存在于类圆形、椭圆形黏液细胞中；另有较粗大呈细柱状者，直径 5~13μm。石细胞类方形或长方形，壁厚至 16μm，有的一边甚薄，纹孔密，扁圆形或狭缝状，孔沟较粗。内皮层长方形或长条形，细胞全面增厚，纹孔点状，较稀疏。木纤维细长，末端倾斜，壁稍厚，纹孔裂缝状。孔纹或网纹管胞直径 14~24μm。（图 2－12）

（2）山麦冬（块根）粉末　与麦冬粉末的区别要点，无根被，有草酸钙针晶，但无较粗大的细柱状针晶；内皮层细胞仅径向壁增厚。

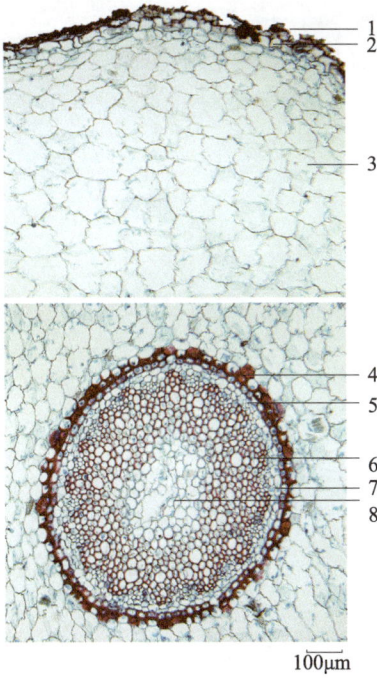

图2-8　麦冬（*Ophiopogon japonicus* 根）横切面

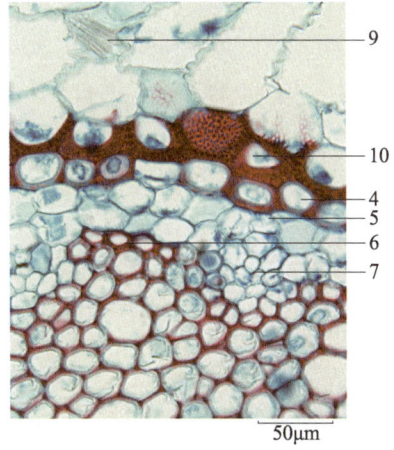

图2-9　麦冬局部组织放大

1. 根被；2. 外皮层；3. 皮层；4. 内皮层；5. 中柱鞘；6. 木质部束；7. 韧皮部束；8. 髓；9. 草酸钙针晶；10. 石细胞

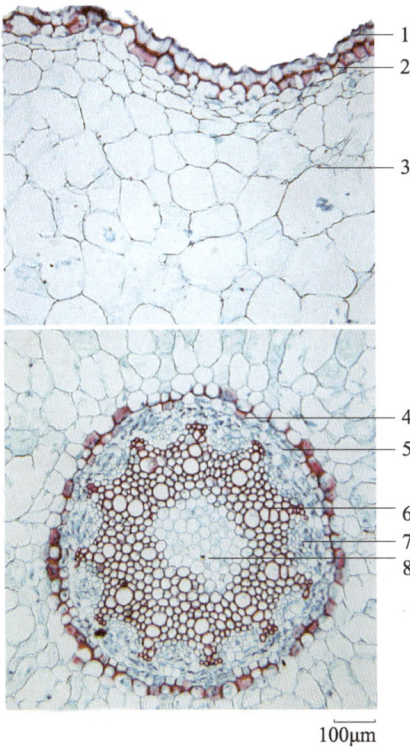

图2-10　山麦冬（*Liriope spicata var. prolifera* 根）横切面

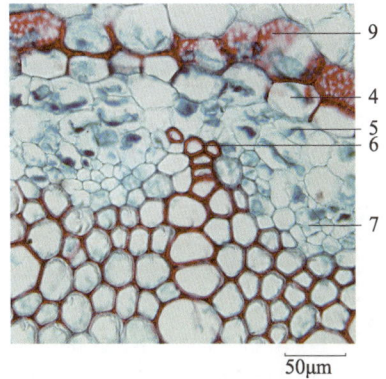

图2-11　山麦冬局部组织放大

1. 表皮；2. 外皮层；3. 皮层；4. 内皮层；5. 中柱鞘；6. 木质部束；7. 韧皮部束；8. 髓；9. 石细胞

【实验作业】

1. 绘商品麦冬的横切面组织简图，并简述其主要显微鉴别特征。

2. 在查阅麦冬类药材的性状及显微鉴定有关文献资料的基础上，结合实际观察情况写出商品麦冬的初步鉴定报告。

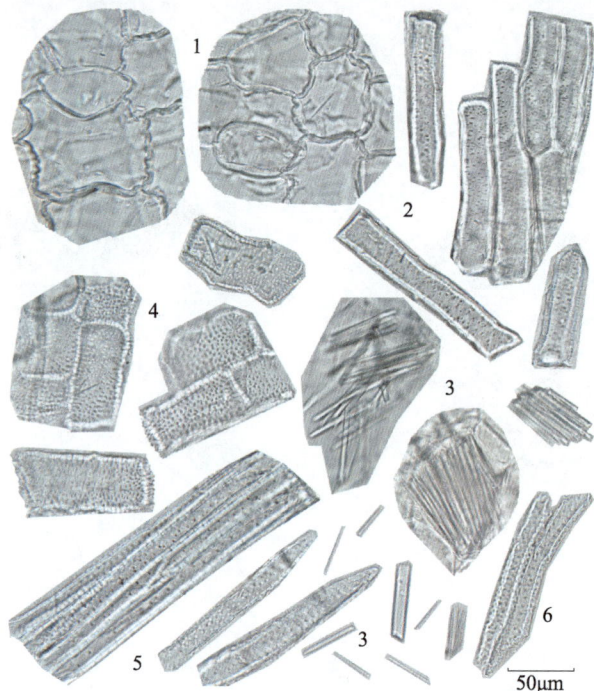

图 2 – 12　麦冬（*Ophiopogon japonicus* 根）粉末

1. 外皮层碎片；2. 草酸钙针晶；3. 石细胞；4. 内皮层细胞；5. 木纤维；6. 管胞

Experiment 3　Roots（Ⅱ）—Identification of Ophiopogonis Radix and Liriopes Radix

【Purposes】

1. Master the description and microscopical characters of Ophiopogonis Radix and Liriopes Radix.

2. Know the fundamental structure and differential points of roots from monocotyledons.

3. Learn the bare – hand mounting and gliding mounting methods as well as microscopical identification method for commercial crude drugs.

【Materials】

1. Reference crude drugs of Ophiopogonis Radix and Liriopes Radix.

2. Slides of transverse section of Ophiopogonis Radix and Liriopes Radix.

3. 2 ~ 3 commercial samples of Maidong from drug markets.

【Contents】

1. Observe the description and transverse section of Ophiopogonis Radix and Liriopes Radix, know the differential characters.

2. Observe the description characters of commercial Maidong samples, pay attention to shape, size, external color, texture, fracture, odour and taste.

3. Observe the structure and powders of commercial Maidong samples:

(1) Transverse section

Objects　①Velamen (layer and shape of cells); ②Cortex (shape and walls of exodermis ce , type of calcium oxalate in the parenchymatous cells); ③Layer of stone cells (layers, thickness of inner and lateral walls, shape, size, pits and pit canals); ④Endodermis (shape, size, thickness of walls, pits, pit canals, passage cells); ⑤Stele (ratio of stele to cut surface, pericyclic cells, shape, size, number and arrangement of phloem and xylem).

(2) Powders

Objects: ①Fragments of exodermis (shape of secretory cells, arrangement between secretory cells and exodermis cells); ②Crystals of calcium oxalate (type, shape and size); ③Stone cells (shape, thickness of walls, pits and pit canals); ④Endodermis (shape, thickness of walls, pits and pit canals).

Based on the above observed results, and on the information of name and habit of the commercial samples, a primary identification conclusion could be drawn.

On sampling represent ativeness must be taken into account, foreign matter must be removed before identification. Furthermore, do not forget to deposit the voucher specimens for recheck.

【Guides】

The two main – stream commercial products of Maidong, OphiopogonisRadix and Liriopes Radix were documented in China Pharmacopeia, commonly known as Maidong and Shan Maidong, respectively. The former derived from the dried root tuber of *Ophiopogon japonicus* (Thunb.) Ker – Gawl. , and the latter derived from the dried root of *Liriope spicata* (Thunb.) Lour. var. *prolifera* Y. T. Ma or *L. muscari* (Decne.) Baily. A nation – wide survey stated that the original plants of commercial

Maidong derived from 18 species (including varieties) of genus *Ophiopogon* and 8 species (including varieties) of genus *Liriope*, so original identification was necessary.

1. Description

(1) Ophiopogonis Radix　Fusiform, with two ends slightly tapering, 1. 5 ~ 3cm long, 0. 3 ~0. 6cm in diameter in the middle. Externally yellowish – white or pale yellow, finely wrinkled longitudinally. Texture　flexible. Fracture yellowish – white, translucent, stele small. Odour, slightly aromatic; taste, sweetish and bitterish.

(2) Liriopes Radix　Fusiform, with two ends slightly tapering, 1. 2 ~ 3cm long, 0. 4 ~0. 7cm in diameter in the middle. Externally pale yellow or brownish – yellow, with irregular longitudinal fine wrinkles. Texture flexible, but hard and fragile after drying, fracture pale yellow to brownish – yellow, horny, stele small. Odour, slight; taste, sweet, sticky on chewing.

2. Structure of transverse section

(1) Ophiopogonis Radix　Epidermis consisting of 1 layer of cells. Velamen of 3 ~5 layers of lignified cells. Cortex broad, scattered with mucilage cells containing raphides of calcium oxalate, some needles up to 10 μm in diameter; endodermis with passage cells, endodermal cells with evenly thickened and lignified walls, and a layer of stone cells lying at the outside of endodermis, the inner and lateral walls thickened, finely and closely pitted. Stele relatively small, phloem bundles 15 ~ 22, arranged alternatively with xylem bundles; xylem bundles consisting of vessels, tracheids and wood fibers, lignified parenchymatous cells in the inner side of xylem bundles linking up to a ring. Pith small, parenchymatous cells subrounded. (Fig. 2 – 8, 2 – 9)

(2) Liriopes Radix　Epidermis consisting of 1 layer of cells. Cortex broad, exodermis consisting of 1 layer of cells, parenchyma scattered with secretory cells containing raphides of calcium oxalate, 27 ~ 60 μm long; endodermal cells with thickened, lignified lateral and inner walls, passage cells found, 1 ~2 layers of stone cells lying at the outside of endodermis, with thickened inner and lateral walls, finely and densely pitted. Stele fairly small, phloem bundles 7 ~ 15, each located between 2 xylem arms, respectively, the lignified cells in the inner side of xylem bundles linking up to a ring. Pith small, parenchymatous cells subrounded. (Fig. 2 – 10, 2 – 11)

3. Powder

(1) Ophiopogonis Radix　Fragments of exodermis, arranged by secretory cells alternating with exodermis cells. Needles of calcium oxalate occasionally broken, scattered or occurring in subrounded or oval mucilage cells; sometimes column

crystals found, 5 ~ 13μm in diameter. Stone cells subsquare or rectangular walls thickened up to 16μm, some stone cells thickened at three sides and thin at one side, with dense pit canals, pits oblate or slit – shaped. Endodermal cells rectangular or long stripe – shape, walls evenly thickened, sparsely pitted. Wood fibers slender, oblique at ends, walls slightly thickened, pits cleft – shaped. Pitted or reticulated tracheids 14 ~ 24μm in diameter. (Fig. 2 – 12)

(2) Liriopes Radix　The main differences from Ophiopogonis Radix: without velamen; needles visible but columns invisible; endodermal cells only thickened at radial walls.

【Assignments】

1. Draw diagram of transverse section of commercial sample of Maidong.

2. Based on the reference information of description and microscopical characters of Maidong and the above experimental results, write down the final identification report.

实验四　根茎类药材（一）——黄连类的鉴定

【实验目的】

1. 掌握黄连类药材的性状及显微鉴别特征。

2. 了解根茎类药材的基本构造及鉴别要点。

【实验材料】

味连（黄连 *Coptis chinensis* Franch. 根茎）、雅连（三角叶黄连 *Coptis deltoidea* C. Y. Cheng et Hsiao 根茎）、云连（*Coptis teeta* Wall. 根茎）、凤尾连（峨眉野连 *Coptis omeiensis* C. Y. Cheng 根茎）的药材标本及根茎横切面永久制片。

【实验内容】

1. 观察比较味连、雅连、云连及凤尾连的药材性状。

注意根茎形状、大小，有无光滑的"过桥杆"，表面颜色，顶端残茎等特征。

2. 观察比较以上四种黄连的根茎横切面组织构造。

从外到内，依次观察木栓层、皮层、韧皮部、木质部及髓部，特别是要注意皮层、韧皮部外方及髓部是否存在有石细胞、纤维等特征。

【实验指导】

黄连来源于毛茛科植物，《中国药典》收载黄连 *Coptis chinensis* Franch.、三角叶黄连 *C. deltoidea* C. Y. Cheng et Hsiao、云连 *C. teeta* Wall. 三种植物，除以上三种外，在全国各地作为黄连药用的植物还有：峨眉野连 *C. omeiensis* C. Y. Cheng、线萼黄连 *C. lineavisepala* T. Z. Wang et C. K. Wsich、短萼黄连 *C. chinensis* Franch. var. *brevisepala* W. T. Wang et Hsiao、古蔺黄连 *C. gulinensis* T. Z. Wang et C. K. Hsieh、瓜萼黄连 *C. chinensis* Franch. var. *unguiculata* T. Z. Wang et C. K. Hsieh、日本黄连 *C. japonica* Makino 等。

1. 性状

（1）味连　多集聚成簇，常弯曲，形如鸡爪，单枝根茎长 3～6cm，直径 0.3～0.8cm。表面灰黄色或黄褐色，粗糙，有不规则结节状隆起、须根及须根残基，有的节间表面平滑如茎秆，习称"过桥杆"；上部多残留褐色鳞叶，顶端常留有残余的茎或叶柄。质硬，断面不整齐，皮部橙红色或暗棕色，木部鲜黄色或橙黄色，呈放射状排列，髓部有的中空。气微，味极苦。

（2）雅连　多为单枝，略呈圆柱形，稍弯曲，长 4～10cm，直径 0.5～1.0cm。"过桥杆"较长。顶端有少数残茎。

（3）云连　弯曲呈钩状，多为单枝，较细小。

（4）凤尾连　少分枝，节密集，弯曲如蚕状，无"过桥杆"，顶端常带有叶柄和叶片残基。

2. 横切面组织

（1）味连　木栓层为数层木栓细胞。皮层较宽，石细胞单个或成群散在。中柱鞘纤维成束，伴有少数石细胞，均显黄色。维管束外韧型，环列。木质部黄色，均木化，木纤维较发达。髓部均为薄壁细胞，无石细胞。（图 2 - 13 ～图 2 - 15）

（2）雅连　髓部有石细胞。（图 2 - 16）

（3）云连　皮层、中柱鞘及髓部均无石细胞。（图 2 - 17）

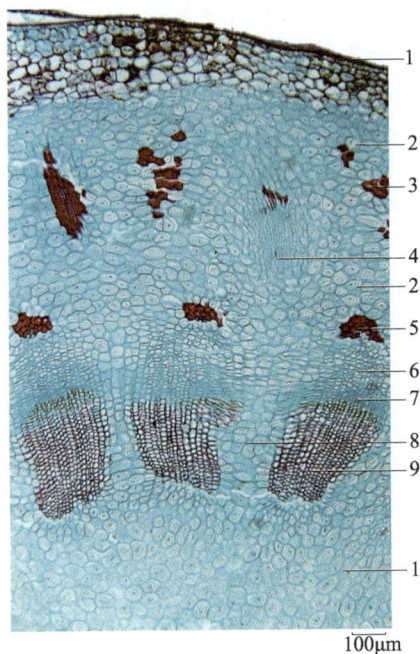

图 2 - 13　黄连（*Coptis chinensis* 根茎）横切面

1. 木栓层；2. 皮层；3. 石细胞；4. 根迹维管束；5. 中柱鞘维管束；6. 韧皮部；7. 形成层；8. 射线；9. 木质部；10. 髓部

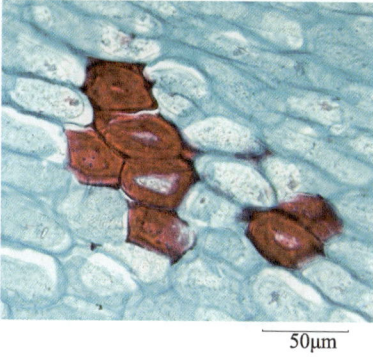

图 2 – 14 示皮层石细胞

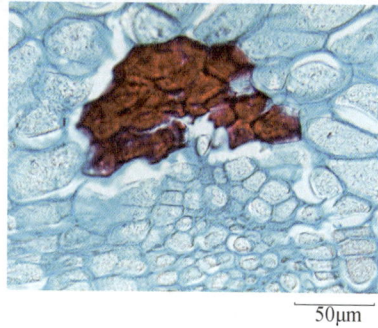

图 2 – 15 示中柱鞘纤维束

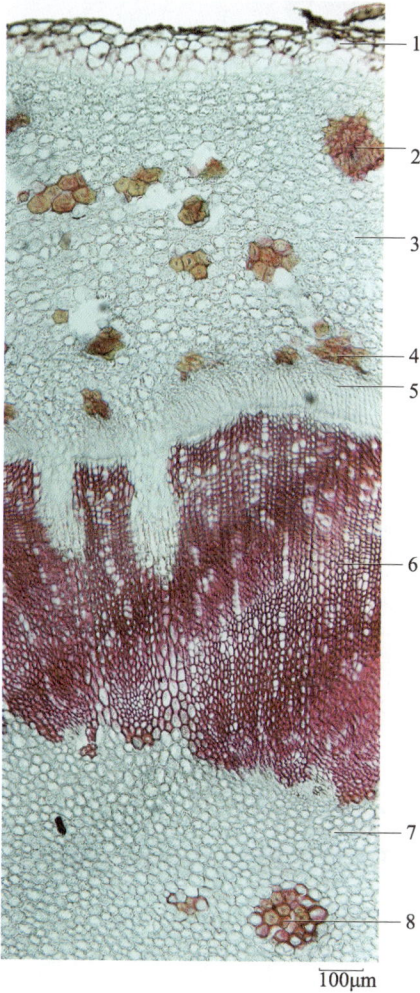

图 2 – 16 三角叶黄连（*Coptis deltoidea* 根茎）横切面

1. 木栓层；2. 石细胞；3. 皮层；4. 中柱鞘纤维束；5. 韧皮部；6. 木质部；7. 髓部；8. 髓部石细胞

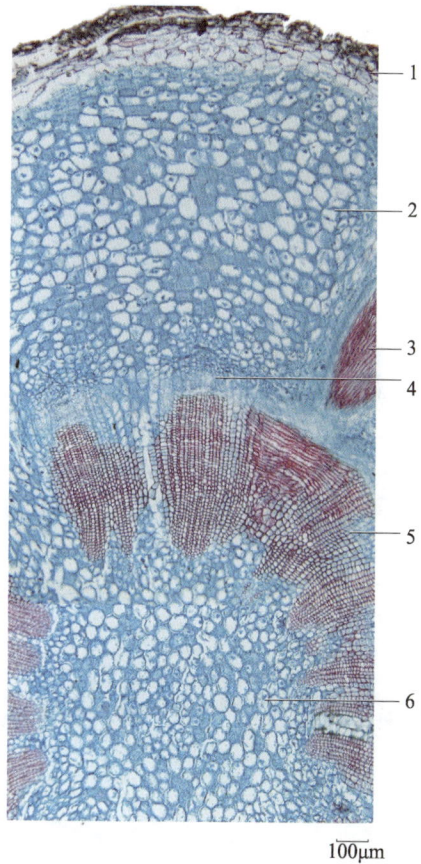

图 2 – 17 云连（*Coptis teeta* 根茎）横切面

1. 木栓层；2. 皮层；3. 根迹维管束；4. 韧皮部；5. 木质部；6. 髓部

（4）凤尾连　皮层石细胞群大；木质部内侧有纤维及石细胞群；髓射线部位及髓部可见石细胞群，有的可达百余个石细胞，成群。（图 2 - 18）

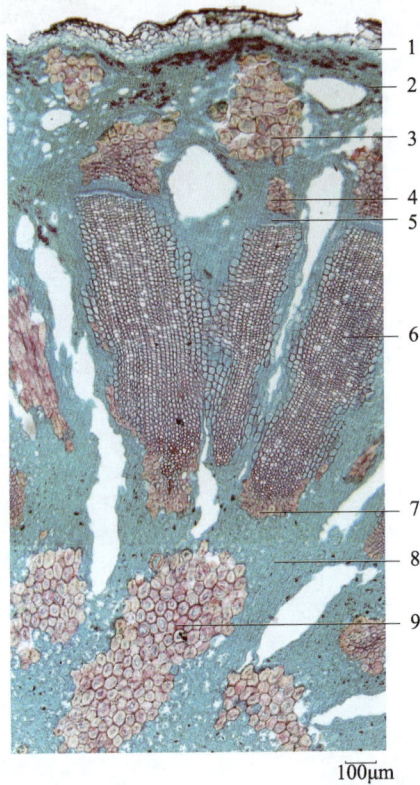

100μm

图 2 - 18　峨眉野连（*Coptis omeiensis* 根茎）横切面

1. 木栓层；2. 皮层；3. 石细胞；4. 中柱鞘纤维束；5. 韧皮部；6. 木质部；7. 木质部内侧的纤维束与石细胞；8. 髓部；9. 髓石细胞群

【实验作业】

1. 描述黄连（*Coptis chinensis* 根茎）横切面组织特征，并绘组织简图。

2. 根据观察以上四种黄连根茎横切面，列出各种黄连之间的共同点和区别点。

Experiment 4　Rhizomes（Ⅰ）—Identification of Coptidis Rhizoma

【Purposes】

1. Master the description and microscopical characters of Coptidis Rhizoma.

2. Know the fundamental structure and differential points of rhizomes.

【Materials】

1. Reference crude drugs of Rhizomes of *Coptis chinensis* Franch. , *C. deltoidea* C. Y. Cheng et Hsiao, *C. teeta* Wall. *C. omeiensis* C. Y. Cheng, commonly known as Wei – lian, Ya – lian, Yun – lian and Fengwei – lian, respectively.

2. Slides of transverse section of the four rhizomes.

【Contents】

1. Comparatively observe the description of Wei – lian, Ya – lian, Yun – lian and Fengwei – lian. Pay attention to the characters including shape, size, presence or absence of "Guoqiaogan", external color, remains of stem.

2. Comparatively observe the structure of transverse section of the four rhizomes. From outside to inside, cork, cortex, phloem, xylem and pith were found in turn. Pay more attention to presence or absence of stone cells and fibers in cortex, outside of phloem and pith.

【Guides】

Three Coptis species, viz. *Coptis chinensis* Franch. , *C. deltoidea* C. Y. Cheng et Hsiao and *C. teeta* Wall. (Fam. Ranunculaceae) were documented in China Pharmacopeia as botanical origin of Coptidis Rhizoma. Additionally, there were at least other 6 species including *C. omeiensis* C. Y. Cheng, *C. lineavisepala* T. Z. Wang et C. K. Wsich, C. *chinensis* Franch. var. *brevisepala* W. T. Wang et Hsiao, *C. gulinensis* T. Z. Wang et C. K. Hsieh, C. *chinensis* Franch. var. *unguiculata* T. Z. Wang et C. K. Hsieh, *C. japonica* Makino used as medicinal plant source of Coptidis Rhizoma in China.

1. Description

(1) Rhizome of *Coptis chinensis* (Wei – lian)　Mostly gathered into a cluster, curved, like "chicken' s feet", single rhizome 3 ~ 6cm long, 0. 3 ~ 0. 8cm in diameter. Externally grayish – yellow or yellowish – brown, rough, bearing irregular nodular protrudings, rootlets and remains of rootlets, some internodes smooth as stem, commonly known as "Guoqiaogan" (bridge piece). The upper part mostly remained with brown scale leaves, apex often bearing remains of stems or petioles. Texture hard, fracture uneven, bark orange – red or dark brown, wood brightly yellow or orange – yellow, radially arranged, pith sometimes hollowed. Odour, slight; taste, very bitter.

(2) Rhizome of *Coptis deltoidea* (Ya – lian)　Mostly single, somewhat cylindrical, slightly curved, 4 ~ 10cm long, 0. 5 ~ 1. 0cm in diameter. "Guoqiaogan"

smooth and relatively long. Apex with some remains of stems.

（3）Rhizome of *Coptis teeta*（Yun – lian）　Curved as hook – shape, mostly single, relatively small.

（4）Rhizome of *Coptis omeiensis*（Fengwei – lian）　Occasionally branched, nodes closed up, curved as silkworm – shape, "Guoqiaogan" invisible, apex often bearing remains of petioles and leaves.

2. Structure of transverse section

（1）Rhizome of *Coptis chinensis*（Wei – lian）　Cork cells of several layers. Cortex relatively broader, stone cells scattered or grouped. Pericycle fibers in bundles or accompanied with a few stone cells, both yellow. Collateral vascular bundles arranged in a ring. Xylem yellow, lignified, wood fibers well developed. Pith consisting of parenchymatous cells, stone cells absent. （Fig. 2 – 13, 2 – 14, 2 – 15）

（2）Rhizome of *Coptis deltoidea*（Ya – lian）　Pith with stone cells. （Fig. 2 – 16）

（3）Rhizome of *Coptis teeta*（Yun – lian）　Stone cells absent from cortex, pericycle and pith. （Fig. 2 – 17）

（4）Rhizome of *Coptis omeiensis*（Fengwei – lian）　Cortex consisting of large groups of stone cells; fibers and stone cells present at inner side of xylem. Pith rays and pith having groups of stone cells, some groups consisting of hundreds of stone cells. （Fig. 2 – 18）

【Assignments】

1. Describe the characters of transverse section of rhizome of *Coptis chinensis*, and draw diagram of the structure .

2. On the basis of the observed results, list the similar and different characters of transverse section of the four rhizomes.

实验五　根茎类药材（二）——川贝母与浙贝母的鉴定

【实验目的】

1. 掌握川贝母、浙贝母的性状及显微鉴别特征。

2. 了解粉性类药材的鉴别方法及显微鉴别要点。

【实验材料】

1. 川贝母（*Fritillaria unibracteata* 鳞茎）及浙贝母（*Fritillaria thunbergii* 鳞茎）的药材标本。

2. 川贝母及浙贝母的粉末。

【实验内容】

1. 观察比较川贝母、浙贝母的性状。

注意药材的形状、大小，单个鳞叶的形状与大小等。

2. 观察比较两种贝母鳞叶内表皮细胞表面观特征。

注意表皮细胞的形状，垂周壁平直与否，角质栓的形状、大小与排列以及气孔的形状、大小等。

3. 观察比较两种贝母的粉末特征。

用斯氏液装片观察，注意单粒淀粉的形状以及边缘平整或凹凸，大小，脐点，层纹；复粒的分粒数；半复粒的多少及脐点数；多脐点单粒的有无等。

【实验指导】

（一）贝母的鉴别

贝母类药材基源复杂，外形近似，鉴定有一定难度，尤以川贝母类为甚。《中国药典》分别收载川贝母、浙贝母、平贝母、湖北贝母及伊贝母等贝母。浙贝母为 *Fritillaria thunbergii* Miq. 的干燥鳞茎，川贝母包括川贝母 *Fritillaria cirrhosa* D. Don、暗紫贝母 *Fritillaria unibracteata* Hsiao et K. C. Hsia、甘肃贝母 *Fritillaria przewalskii* Maxim. 及梭砂贝母 *Fritillaria delavayi* Franch 等四种植物的干燥鳞茎，平贝母为 *Fritillaria ussuriensis* Maxim 的干燥鳞茎、湖北贝母为 *Fritillaria hupehensis* Hsiao et K. C. Hsia 的干燥鳞茎，伊贝母为新疆贝母 *Fritillaria walujewii* Regel 及伊犁贝母 *Fritillaria pallidiflora* Schrenk 的干燥鳞茎。川贝类全国商品有 20 余种，以暗紫贝母和甘肃贝母为最常见。现介绍暗紫贝母与浙贝母性状、粉末等主要鉴别特征。

1. 性状

（1）川贝母（暗紫贝母）　本品为商品松贝及青贝的主要来源之一，前者圆锥形或近球形，外层 2 枚鳞叶大小悬殊，习称"怀中抱月"；后者扁球形，外层 2 枚鳞叶近等大。

（2）浙贝母　鳞茎外层 2 鳞叶肥厚，内含 2～3 枚小鳞叶及干缩的残茎，下方为鳞茎盘。完整鳞茎呈扁圆形，单瓣鳞叶略呈新月形，外表面类白色至淡黄色，内表面白色或淡棕色。质硬而脆，断面白色，显粉性。气微，味微苦。商品完整鳞茎称珠贝；鳞茎外层的单瓣鳞叶称大贝；鳞叶切片称浙贝片。

2. 鳞叶内表皮细胞表面观

（1）川贝母（暗紫贝母）　细胞长方形、类方形或长条形，长 82～337μm，宽 18～55μm，垂周壁多波状弯曲，偶有断续；角质栓偶见，呈细小点状。气孔类圆形、长圆形或扁圆形，长 42～55μm，宽 46～64μm，副卫细胞 4～5 个。（图 2-19）

（2）浙贝母　细胞类多角形、类方形或类长方形，长 28～192μm，宽 24～70μm，垂周壁较平直；角质栓表面观呈粗颗粒状，排列较密。气孔类圆形或扁圆形，直径 46～68μm，副卫细胞 3～5 个。（图 2-20）

3. 粉末

（1）川贝母（暗紫贝母）　淀粉粒甚多，单粒广卵形、长圆形或不规则形，有的边缘不平整或略作分枝状，直径 6～64μm，脐点短缝状、点状、人字状或马蹄状，层纹隐约可见。表皮细胞类长方形，垂周壁微波状弯曲，偶见不定式气孔，圆形或扁圆

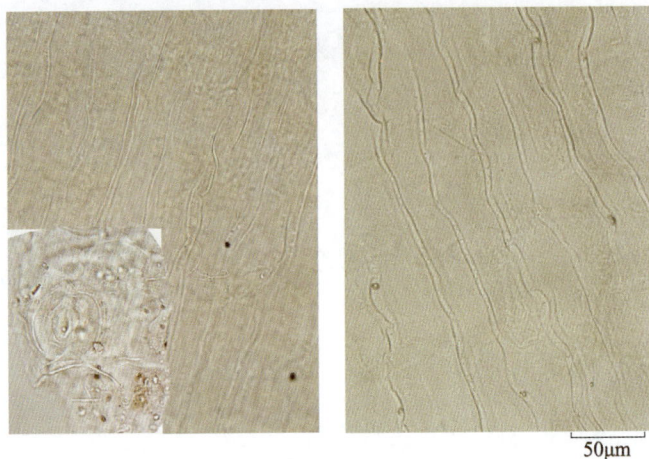

图 2 - 19　川贝母（*Fritillaria unibracteata* 鳞叶）上表皮表面观

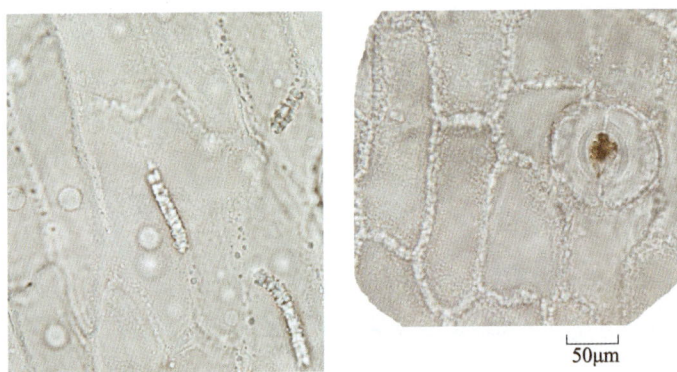

图 2 - 20　浙贝母（*Fritillaria thunbergii* 鳞叶）上表皮表面观

形。螺纹导管直径 5 ~ 26μm。（图 2 - 21）

（2）浙贝母　淀粉粒甚多，单粒卵形、广卵形或椭圆形，直径 6 ~ 56μm，层纹不明显；复粒少见，2 ~ 3 分粒。草酸钙结晶少见，细小，多呈颗粒状，有的呈梭形、方形或细杆状。螺纹导管，直径至 18μm。（图 2 - 22）

（二）关于淀粉粒的鉴别

淀粉粒对于粉末药材及粉性大的药材具有重要的鉴别作用，如贝母类、百合类。淀粉粒作为重要的鉴别特征，注意淀粉粒是单粒、复粒、半复粒，淀粉粒的形态、大小，脐点明显与否，形态及位置；层纹明显与否、层纹的粗细及疏密度。如有多脐点单粒淀粉，注意脐点数及排列形式。注意半复粒的脐点数及复粒的分粒数、分粒的脐点及层纹，有的复粒是单粒及半复粒组成。

【实验作业】

绘川贝母（暗紫贝母）、浙贝母鳞叶内表皮细胞表面观及粉末特征图，并加以文字描述。

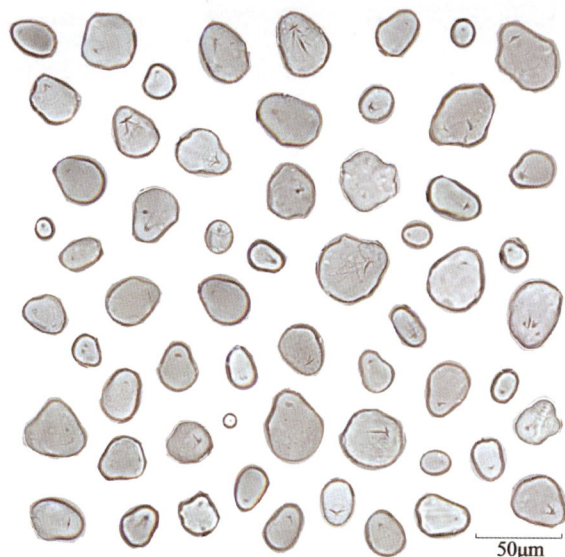

图 2-21 川贝母 (*Fritillaria unibracteata* 鳞茎) 粉末

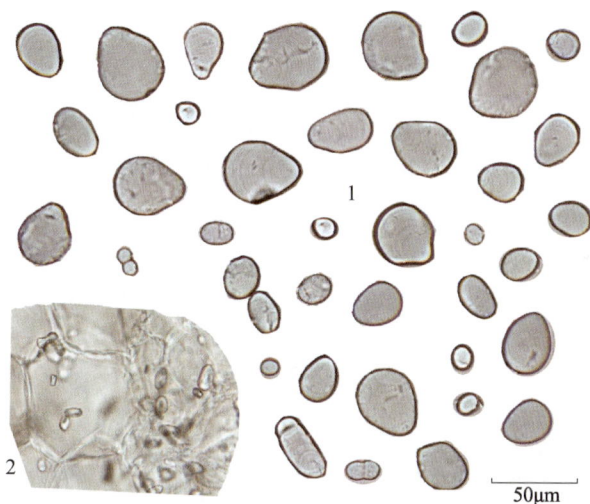

图 2-22 浙贝母 (*Fritillaria thunbergii* 鳞茎) 粉末
1. 淀粉粒；2. 草酸钙结晶

Experiment 5 Rhizomes (Ⅱ) —Identification of Fritillariae Cirrhosae Bulbus and Fritillariae Thunbergii Bulbus

【Purposes】

1. Master the description and microscopical characters of Fritillariae Cirrhosae

Bulbus and Fritillariae Thunbergii Bulbus.

2. Know the microscopical identification method for starchy crude drugs.

【Materials】

1. Reference crude drugs of Bulbs of *Fritillaria thunbergii* Miq. and *F. cirrhosa* Hsiao et K. C. Hsia.

2. Powders of bulbs of *Fritillaria thunbergii* Miq. and *F. unibracteata* Hsiao et K. C. Hsia.

【Contents】

1. Comparatively observe the description characters of Fritillariae CirrhosaeBulbus and Fritillariae Thunbergii Bulbus.

Pay attention to the shape, size of the whole bulb and the single scale leaf.

2. Comparatively observe the surface view of epidermis of scale leaf.

Pay attention to the shape and anticlinal walls (straight or sinuous) of epidermal cells, shape, size and arrangement of horn plug, type and size of stomata.

3. Comparatively observe the microscopical characters of powders.

Prepare slides with glycerol – acetic acetate solution. Pay attention to the shape, size, hilum, striation and edge (even or uneven) of single starch granules; the number of components in compound granules; the number of hilums in semi – compound granules; presence or absence of multi – hilum single granules.

【Guides】

Ⅰ. Identification of Fritillariae Bulbus

It was difficult to identify Fritillariae Bulbus due to its fairly complexed botanical origin. Chuan – Beimu, Zhe – Beimu, Ping – Beimu, Hubei – Beimu and Yi – Beimu were recorded in China Pharmacopeia. Zhe – Beimu derived from the bulbs of *Fritillaria thunbergii* Miq. , Chuan – Beimu derived from the bulbs of *F. cirrhosa* D. Don, *F. unibracteata* Hsiao et K. C. Hsia, *F. przewalskii* Maxim. and *F. delavayi* Franch, Ping – Beimu derived from the bulbs of *F. ussuriensis* Maxim, Hubei – Beimu derived from the bulbs of *F. hupehensis* Hsiao et K. C. Hsia, Yi – Beimu derived from the bulbs of *F. walujewii* Regel and *F. pallidiflora* Schrenk. The nationwide commercial Chuan – Beimu covered as many as 20 species, in which *F. unibracteata* Hsiao et K. C. Hsia and *F. przewalskii* Maxim. were mostly frequent. The main differential points between Fritillariae Cirrhosae Bulbus (bulbus of *F. unibracteata*) and Fritillariae Thunbergii Bulbus. in morphology, epidermis of scale leaf and powder were described below:

1. Description

（1）Bulb of *F. unibracteata*   It was one of the most important sources of commercial Song – bei and Qing – bei. The former subconical or subspherical, the outer scale leaves 2, varying considerably in size, commonly known as "Huaizhong Baoyue" (holding the moon in the arms); the latter nearly oblate, outer scale leaves 2, almost uniform in size.

（2）Bulb of *F. thunbergii*   Outer scale leaves 2, plump and fleshy, containing 2 ~ 3 small scale leaves and dried shrunken stem remains, plateau at the base. Whole bulb known as Zhu – bei, outer single scale leaf of bulb known as Da – bei, and slides cut from the outer single scale leaf of bulb known as Zhe – bei – pian.

2. Surface view of epidermis of scale leaf

（1）Bulb of *F. unibracteata*   Epidermal cells rectangular, subsquare or long stripe – shaped, $82 \sim 337 \mu m$ long, $18 \sim 55 \mu m$ wide. Anticlinal walls mostly sinuous, sometimes interrupted; horn plug occasionally found, finely dotted. Stomata subrounded, ellipsoidal or oblate, $42 \sim 55 \mu m$ long, $46 \sim 64 \mu m$ wide, with 4 ~ 5 subsidiary cells. (Fig. 2 – 19)

（2）Bulb of *F. thunbergii*   Epidermal cells subpolygonal, subsquare or subrectangular, $28 \sim 192 \mu m$ long, $24 \sim 70 \mu m$ wide. Anticlinal walls relatively even, surface view of horn plug showing coarse particle – shape, arranged densely. Stomata subrounded or oblate, $46 \sim 68 \mu m$ in diameter, with 3 ~ 5 subsidiary cells. (Fig. 2 – 20)

3. Powder

（1）Bulb of *F. unibracteata*   Starch granules fairly abundant. Single starch granules broadly ovoid, long ellipsoid or irregular, some with uneven or slightly branch – like edges, $6 \sim 64 \mu m$ in diameter, hilum short slit – shaped, pointed, V – shaped or U – shaped, and faint striations visible. Epidermal cells subrectangular, anticlinal walls sinuous, anomocytic stomata occasionally found, rounded or oblate. Spiral vessels $5 \sim 26 \mu m$ in diameter. (Fig. 2 – 21)

（2）Bulb of *F. thunbergii*   Starch granules numerous, simple granules ovoid, broad – ovoid or elliptical, $6 \sim 56 \mu m$ in diameter, striations indistinct; compound granules occasionally found, with 2 ~ 3 components. Crystals of calcium oxalate less visible, minute, mostly granular, some fusiform, square or thin staff – shaped. Spiral vessels, up to $18 \mu m$ in diameter. (Fig. 2 – 22)

Ⅱ. Identification of starch granules

Starch granules played an important role in identifying the powdered or starchy crude drugs, such as Fritillariae Bulbus and Lilii Bulbus. As one of the significant identification characters, the type (simple, compound or semi – compound), shape, size, hilum, striations of the observed starch granules should be attention.

【Assignments】

Draw the diagram of epidermal cells (surface view) of scale leaf of *F. thunbergii* and *F. unibracteata* as well as the diagram of characters of their powders, and describe their differences between the two herbal drugs.

实验六　皮类药材（一）——杜仲类的鉴定

【实验目的】

1. 掌握杜仲的性状及显微鉴别特征。

2. 了解皮类药材的一般构造及显微鉴别要点。

【实验材料】

1. 杜仲（*Eucommia ulmoides* 树皮）药材及其横切面。

2. 杜仲的粉末。

【实验内容】

1. 观察杜仲的性状。

注意药材形状，内外表面颜色、是否具裂纹或平滑、皮孔；折断面及其拉丝的多少及长度；气、味等。

2. 观察杜仲的横切面组织构造。

用徒手切片法制作横切面片，材料需软化处理（参见第一章第一节项下徒手制片法材料预处理有关内容）。选取薄而完整的切片用水合氯醛液加热透化，装片置显微镜下观察。

3. 粉末鉴定。

取粉末少许，用水合氯醛液加热透化，装片后镜检。

【实验指导】

《中国药典》收载杜仲为杜仲科植物杜仲 *Eucommia ulmoides* Oliv. 的树皮。在以往的药材商品市场，有些地区将夹竹桃科和卫矛科多种植物的树皮混同杜仲使用，其主要来源有：夹竹桃科的紫花络石藤 *Trachelospemum axillare* Hook. f. 的树皮（江西、湖南），杜仲藤 *Parabarium micranthum*（A. DC.）Pierree 的树皮（广东、广西、四川）、毛杜仲藤 *Parabarium huaitingii* Chun et Tsiang 的树皮（广东、广西、湖南）；卫矛科白杜 *Evonymus bungeana* Maxim. 的树皮（浙江、贵州）等。

1. 性状

（1）杜仲树皮　呈板状或两边稍向内卷，大小不一，厚 3~7mm。外表面淡棕色或灰褐色，有明显的皱纹或纵裂槽纹，有的树皮较薄，未去粗皮，可见明显的皮孔。内表面暗紫色，光滑。质脆，易折断，断面有细密、银白色、富弹性的橡胶丝相连。气微，味稍苦。

（2）紫花络石藤树皮　呈单或双卷筒状或槽状。长短不等，厚 2~4mm。外表面灰褐色，有较明显突起的横长或圆形皮孔，并有微突起的横纹。内表面黄白色，有细纵纹。质硬而脆，易折断，折断时有白色胶丝，拉之即断，无弹性。无臭，味微苦。

（3）杜仲藤树皮 呈单或双卷筒状或槽状。长短不等，厚 1～2.5mm。外表面带栓皮的呈灰褐色，有纵皱纹及横长皮孔，刮掉栓皮的呈红棕色，较平坦。内表面红棕色，有细纵纹。质硬而脆，易折断，折断时有白色胶丝相连，但胶丝弹力大。无臭，味稍涩。

（4）白杜树皮 呈板状、卷片状或半圆筒状，大小不等，厚 2～8mm。外表面灰黄色或灰黑色相间，粗糙，具纵裂纹或纵横皱纹。内表面黄白色或浅黄棕色，有细纵纹。质脆，易折断，折断时微有白色胶丝，拉之即断，极无弹性。微臭，味微甘。

2. 横切面组织

（1）杜仲老树皮横切面 有较厚的落皮层，落皮层最内侧为数层木栓细胞，其下可见栓内层。韧皮部占大部分，有 5～7 条横向排列的石细胞层，石细胞壁极厚。射线宽 2～3 列细胞，斜向生长，有不规则形的橡胶质团块散布，以近石细胞处为多见。（图 2－23，2－24）

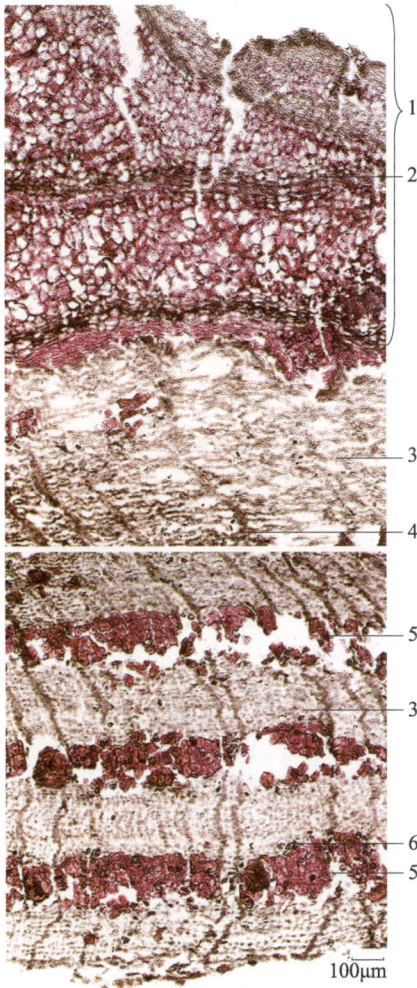

图 2－23 杜仲（*Eucommia ulmoides* 树皮）横切面
1. 落皮层；2. 木栓层；3. 韧皮部；4. 韧皮射线；5.
石细胞层；6. 橡胶丝

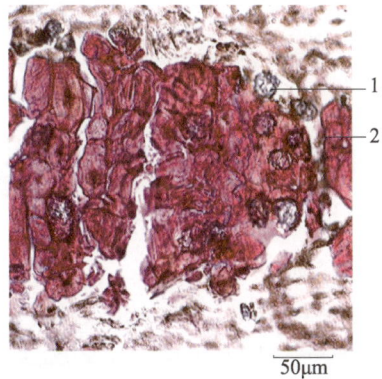

图 2－24 杜仲石细胞与橡胶丝
1. 橡胶丝；2. 石细胞

（2）紫花络石藤树皮横切面　木栓细胞数列，栓内层细胞排列整齐。皮层中散有多数石细胞群，近栓内层处排列成环带。韧皮部宽，外侧亦散有石细胞群，大多由十至数十个细胞组成，有的石细胞含草酸钙方晶，近石细胞群周围有含晶木化厚壁细胞；乳汁管众多，呈圆多角形或长圆形；射线宽2~4列细胞。（图2-25，2-26）

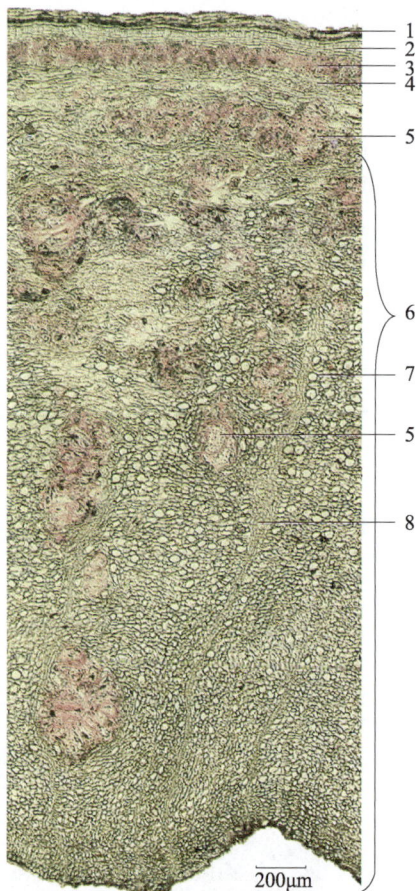

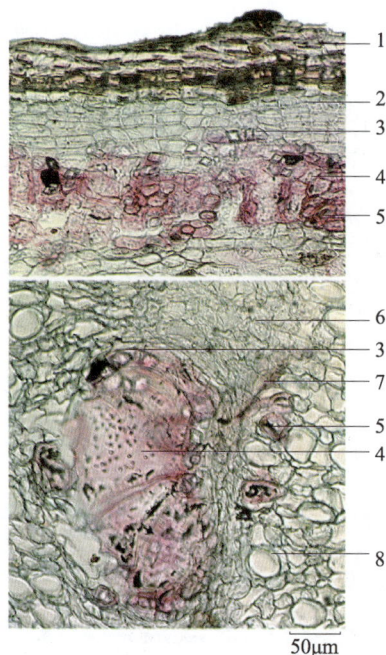

图2-25　紫花络石藤（*Trachelosper-mum axillare* 树皮）横切面

1. 木栓层；2. 栓内层；3. 石细胞层；4. 皮层；5. 石细胞群；6. 韧皮部；7. 乳汁管；8. 韧皮射线

图2-26　紫花络石藤局部组织放大

1. 木栓层；2. 栓内层；3. 草酸钙方晶；4. 石细胞（群）；5. 含晶厚壁细胞；6. 韧皮部；7. 韧皮射线；8. 乳汁管

（3）杜仲藤树皮横切面　木栓层有数列木栓细胞，切向壁稍增厚且木化。栓内层细胞整齐。皮层窄，有多数石细胞散在，有的伴有非木化纤维，近栓内层处呈不连续的环状排列，少数石细胞内含棕色物质。韧皮部宽，有石细胞群及乳管散在；射线宽1~5列细胞。薄壁细胞含草酸钙方晶。（图2-27，2-28）

（4）白杜树皮横切面　木栓层较厚。皮层窄，细胞呈切向延长，内含大量草酸钙簇晶，簇晶直径约至50μm。韧皮部宽广；有多数纤维束分布，由1~4层纤维组成，与韧皮部筛管、薄壁细胞相间排列；乳汁管分布较密，多分布于内侧韧皮部，

略成层状排列，直径约至 40μm，有时可见胶质团块；射线宽 1～2 列细胞。（图 2 - 29，2 - 31）

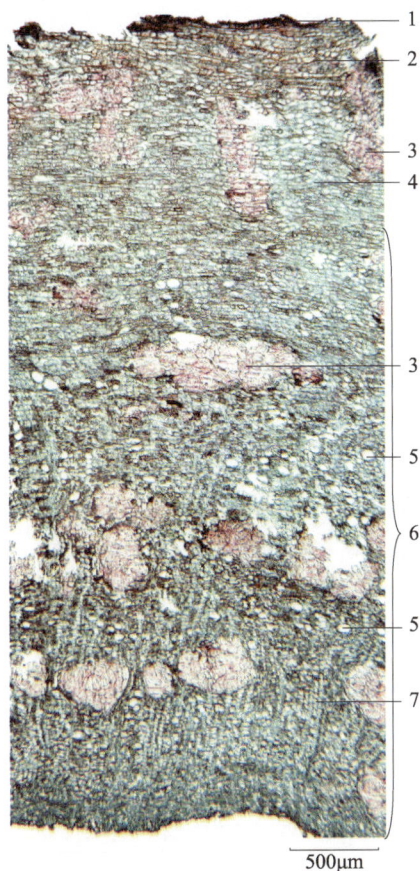

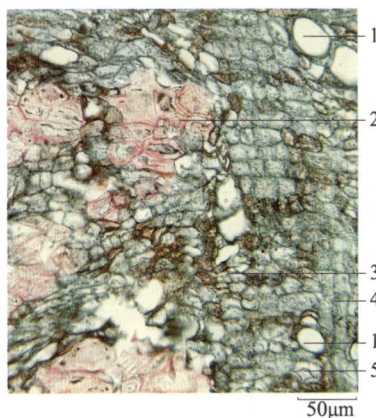

图 2 - 27　杜仲藤（*Parabarium mi-crathum* 树皮）横切面

1. 木栓层；2. 栓内层；3. 石细胞群；4. 皮层；5. 乳汁管；6. 韧皮部；7. 韧皮射线

图 2 - 28　杜仲藤局部组织放大

1. 乳汁管；2. 石细胞群；3. 韧皮部筛管群；4. 韧皮射线；5. 草酸钙方晶

3. 粉末

杜仲粉末：棕色。橡胶丝成条或扭曲成团，表面显颗粒性。石细胞甚多，大多成群，类长方形、类圆形、长条形或形状不规则，长约至 180μm，直径 20～80μm，壁厚，有的胞腔内含橡胶团块。木栓细胞表面观多角形，直径 15～40μm，壁不均匀增厚，木化，有细小纹孔；侧面观长方形，壁三面增厚，一面薄，孔沟明显。（图2 - 31）

综上所述：

（1）正品杜仲的老树皮即厚度在 5mm 以上者，与其幼嫩树皮即较薄者，在横切面组织结构方面存在差异。前者横切面可见落皮层，韧皮部具断续石细胞层形成的硬韧部、软韧部，射线斜向生长及薄壁细胞含橡胶质团块（乳汁管）；后者无落皮层，无硬韧部、软韧部，射线非斜向生长，含橡胶质团块的细胞（乳汁管）仅分布于树皮的内侧等不同点。因此鉴别皮类药材时必须说明鉴定部位及其具体厚度是十分重要的环节，应加以重视。

（2）正品杜仲折断面富含橡胶丝，拉丝长达 1cm 以上，无草酸钙结晶，石细胞含橡胶质团块，具石细胞形成的硬、软韧部。其他混淆品拉丝少而短；来源于夹竹桃科者含草酸钙方晶、石细胞不含橡胶质团块；来源于卫矛科的则含草酸钙簇晶、纤维，但无硬韧部、软韧部。

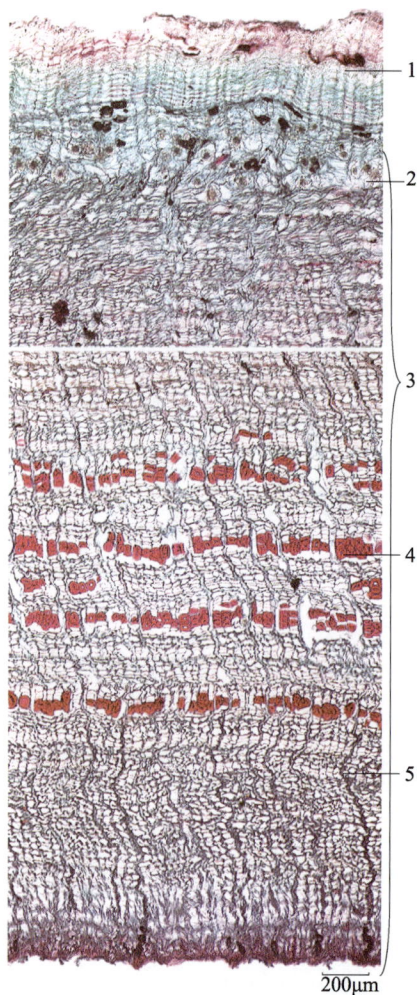

图 2-29　白杜（*Evonymus bungeana* 树皮）横切面
1. 木栓层；2. 草酸钙簇晶；3. 韧皮部；
4. 纤维束；5. 韧皮射线

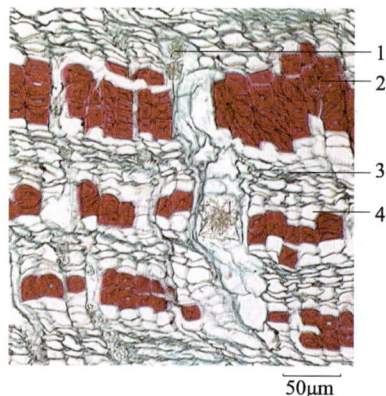

图 2-30　白杜局部组织放大
1. 草酸钙簇晶；2. 纤维束；3. 韧皮部筛管群；4. 乳汁管

【实验作业】

1. 绘杜仲（老树皮）横切面组织简图，并说明其与幼嫩树皮横切面组织构造的差异。

2. 绘杜仲粉末特征图，并描述鉴别特点。

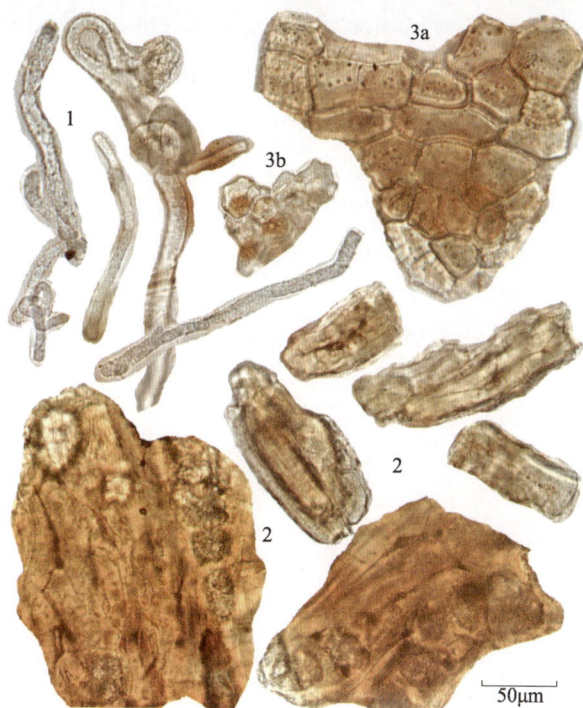

图 2 - 31 杜仲（*Eucommia ulmoides* 树皮）粉末
1. 橡胶丝；2. 石细胞；3. 木栓细胞（a. 表面观；b. 断面观）

Experiment 6 Barks（Ⅰ）— Identification of Eucommiae Cortex

【Purposes】

1. Master the characters of description and microscopical identification of Eucommiae Cortex.

2. Know the fundamental structure and differential points of barks.

【Materials】

1. Eucommiae Cortex（bark of *Eucommia ulmoides* Oliv.）and the slide of its transverse section.

2. Powder of Eucommiae Cortex.

【Contents】

1. Observe the description of Eucommiae Cortex.

Pay attention to the shape, color, cracks and lenticels of outer and inner surfaces; fracture, length of elastic threads; odour and taste.

2. Observe the structure of Eucommiae Cortex.

Softening the bark and making slide of transverse section by bare – hand mounting (referred to making specimen slides in Section 1, Chapter 1), heating the slide under chloral hydrate solution to permeabilization.

3. Powder identification.

To an amount of powder add drops of chloral hydrate solution, heat until permeabilizing.

【Guides】

Eucommiae Cortex, derived from the stem bark of *Eucommia ulmoides* Oliv. (Fam. Eucommiaceae), was documented in China Pharmacopeia, while in some districts the stem barks from Apocynaceae and Celastraceae plants were also found to be pharmacologically used with the name of Duzhong. The misused barks mainly originated from the following species: *Trachelospermum axillare* Hook. f. (Jiangxi, Hunan), *Parabarium micranthum* (A. DC.) Pierree (Guangdong, Guangxi, Sichuang), *Parabarium huaitingii* Chun et Tsiang (Guangdong, Guangxi, Hunan) from Apocynaceae, and *Evonymus bungeana* Maxim. (Zhejiang, Guizhou) from Celastraceae.

1. Description

(1) Bark of *Eucommia ulmoides*   Flat pieces, or two edges somewhat curved inwards, varying in size, 3 ~ 7mm thick. Outer surface pale brown or grayish – brown, markedly wrinkled or fissured and channeled longitudinally; some barks relatively thin, showing distinct lenticels when the coarse bark unscraped. Inner surface dark purple, smooth. Texture fragile, easily broken, fracture linked up by fine, dense, silvery and elastic rubber threads. Odour, slight; taste, slightly bitter.

(2) Bark of *Trachelospemum axillare*   Quilled singly or double quilled or channeled. Varying in length, 2 ~ 4mm thick. Outer surface grayish – brown, with distinct protruding transversal or rounded lenticels, and with slightly protruding transversal wrinkles. Inner surface yellowish – white, with fine longitudinal wrinkles. Texture hard and fragile, easily broken, fracture showing white rubber threads when broken, the threads easily broken when pull, inelastic. Odourless; taste, slightly bitter.

(3) Bark of *Parabarium micranthum*   Quilled singly or double quilled or channeled. Varying in length, 1 ~ 2.5mm thick. Outer surface remaining the coarse bark appearing grayish – brown, with longitudinal wrinkles and transversal lenticels; while

sometimes outer surface showing reddish – brown when the coarse bark peeled, relatively even. Inner surface reddish – brown, with fine longitudinal wrinkles. Texture hard and fragile, easily broken, fracture linked up by white rubber threads, fairly elastic. Odourless; taste, slightly astringent.

(4) Bark of *Evonymus bungeana* Tabular, quilled or semiquilled, varying in size, 2 ~ 8 mm thick. Outer surface greyish – yellow or grayish – black, rough, with longitudinal cracks or wrinkles. Inner surface yellowish – white or pale yellowish – brown, with fine longitudinal wrinkles. Texture fragile, easily broken, fracture showing white rubber threads when broken, the threads easily broken when pull, nearly inelastic. Odour, slightly osmyl; taste, slightly sweet.

2. Structure of transverse section

(1) Old bark of *Eucommia ulmoides* Rhytidome relatively broad, the inner part bearing several layers of cork cells and phelloderm. Phloem accounting for major proportion of the transverse section, with 5 ~ 7 strips of stone cells transversally arranged, walls of stone cells extremely thickened. Rays 2 ~ 3 rows of cells wide, appearing oblique, scattered with irregular rubber masses, frequently found at near stone cells. (Fig. 2 – 23, 2 – 24)

(2) Bark of *Trachelospemum axillare* Cork cells several layers, phelloderm cells arranged regularly. Cortex scattered with groups of stone cells, the annular band composed of stone cells occurring near phelloderm. Phloem broad, groups of stone cells scattered at outer side, mostly consisting of ten to several ten of cells, some stone cells containing prisms of calcium oxalate, sclerenchymatous cells neighbouring groups of stone cells containing crystals, lignified; laticiferous tubes numerous, rounded polygonal or oblate; rays 2 ~ 4 layers of cells wide. (Fig. 2 – 25, 2 – 26)

(3) Bark of *Parabarium micranthum* Cork of several layers of cells, tangential walls slightly thickened and lignified. Phelloderm cells arranged regularly. Cortex narrow, scattered with stone cells, some stone cells accompanied with unlignified fibers, interrupted annularly arranged neighbouring phelloderm, few stone cells containing brown substances. Phloem broad, scattered with groups of stone cells and laticiferous tubes; rays 1 ~ 5 layers of cells wide. Parenchymatous cells containing prisms of calcium oxalate. (Fig. 2 – 27, 2 – 28)

(4) Bark of *Evonymus bungeana* Cork relatively thick. Cortex narrow, cells elongated tangentially, containing abundant clusters of calcium oxalate, clusters up to 50μm in diameter. Phloem broad; fiber bundles composed of 1 ~ 4 layers of fibers, alternatively arranged with phloem sieve tubes and parenchymatous cells; laticiferous tubes scattered densely, usually occurring at the inner side of phloem, somewhat arranged in layers, up to 40μm in diameter, sometimes rubber masses visible; rays 1 ~

2 layers of cells wide. (Fig. 2 − 29, 2 − 30)

3. Powder

Bark of *Eucommia ulmoides*: Brown. Rubber threads stripe − shaped or twisted into masses, surface granular. Stone cells numerous, mostly in groups, subrectangular, subrounded, elongated − rectangular or irregular, up to 180μm long, 20 ~ 80μm in diameter, thick − walled, some containing rubber masses. Cork cells polygonal in surface view, 15 ~ 40μm in diameter, with unevenly thickened, lignified and finely pitted walls; rectangular in lateral view, walls thickened on three sides and relatively thin on one side, pit canals distinct. (Fig. 2 − 31)

Conclusion:

(1) Regarding to the identification Eucommiae Cortex, there existed structural differences between the old bark (more than 5mm thick) and young bark. The former having rhytidome, phloem consisting of interrupted layers of stone cells to form hard and soft phloem, rays arranged obliquely, parenchymatous cells containing rubber masses; the latter having no rhytidome, phloem not formed hard and soft phloem, rays growing straightly, the rubber masses − containing cells only located at the inner side. Therefore, it was very important that the part and the thickness of the bark samples must be specified on microscopical identification.

(2) Eucommiae Cortex was characterized with abundant rubber threads and elastic threads as long as 1cm. No crystals of calcium oxalate, stone cells containing rubber masses. Furthermore, its phloem was arranged by stone cells alternatively with parenchyma to form hard and soft phloem. Nevertheless, sparse and short threads were found in other confused drugs, the counterfeit drugs from Apocynaceae contained prisms of calcium oxalate, stone cells, but had no rubber masses; the counterfeit drugs from Celastraceae contained clusters of calcium oxalate, fibers, but had no hard and soft phloem.

【Assignments】

1. Draw the diagram of structure of transverse section of Eucommiae Cortex (old bark), and describe the structural differences between the old and young barks.

2. Draw the diagram of microscopical characters of powder of Eucommiae Cortex, and describe the differential characters.

实验七 皮类药材（二）——厚朴类的鉴定

【实验目的】

1. 掌握厚朴的性状及显微鉴别特征。

2. 了解多来源皮类药材的显微鉴定方法。

【实验材料】

厚朴（*Magnolia officinalis* Rehd. et Wils.）及凹叶厚朴（*Magnolia officinalis* Rehd. et Wils. var. *biloba* Rehd. et Wils.）的药材标本，厚朴及凹叶厚朴干皮横切面。

【实验内容】

1. 观察厚朴的性状。

厚朴药用干皮、根皮、枝皮。注意三者之间的鉴别点，表面及断面特征。

2. 观察厚朴干皮横切面组织构造。

取厚朴药材，材料适当软化处理，用徒手切片法制作横切片，切片用水合氯醛液加热透化后观察。注意木栓层的厚度，皮层、韧皮部组织中分泌细胞、石细胞、纤维的形状及分布情况。

3. 粉末鉴定。

取粉末少许，用水合氯醛液装片，加热透化后镜检。

【实验指导】

（一）厚朴的鉴别

厚朴来源于木兰科，《中国药典》收载厚朴（*Magnolia officinalis* Rehd. et Wils.）或凹叶厚朴（*Magnolia officinalis* Rehd. et Wils. var. *biloba* Rehd. et Wils.）的干燥干皮、根皮及枝皮入药。

1. 性状

（1）干皮　呈卷筒状或双卷筒状，长 30~35cm，厚 0.2~0.7cm，习称"筒朴"；近根部的干皮一端展开如喇叭口，长 13~25cm，厚 0.3~0.8cm，习称"靴筒朴"。外表面灰棕色至灰褐色，粗糙，有时呈鳞片状，较易剥落，有明显椭圆状皮孔和纵皱纹，刮去粗皮者显黄棕色；内表面紫棕色，较平滑，具细密纵纹，划之显油痕。质坚硬，断面颗粒性，外层灰棕色，内层紫褐色或棕色，有油性，有的可见多数小亮星（厚朴酚及和厚朴酚结晶）。气香，味辛辣、微苦。

（2）根皮（根朴）　呈单筒状或不规则块片状，有的弯曲似鸡肠，习称"鸡肠朴"。质硬，较易折断，断面纤维性。

（3）枝皮（枝朴）　呈单筒状，长 10~20cm，厚 0.1~0.2cm，质脆，易折断，断面纤维性。

2. 横切面组织

（1）厚朴干皮横切面　木栓层为 20~50 列木栓细胞，有的可见落皮层；栓内层由 2~6 列石细胞组成不连续的环带。皮层散有多数分泌细胞及石细胞群；有的石细胞呈分枝状；分泌细胞椭圆形，壁木化，内含油状物。韧皮部射线宽 1~2 列细胞；分泌细胞较皮层多，单个散在或 2~5 个相接；韧皮纤维束众多，略切向断续排列成层；韧皮部外侧有少数石细胞。薄壁细胞稀含红棕色物及细小淀粉粒，偶见草酸钙方晶（图 2-32，2-33）。

69

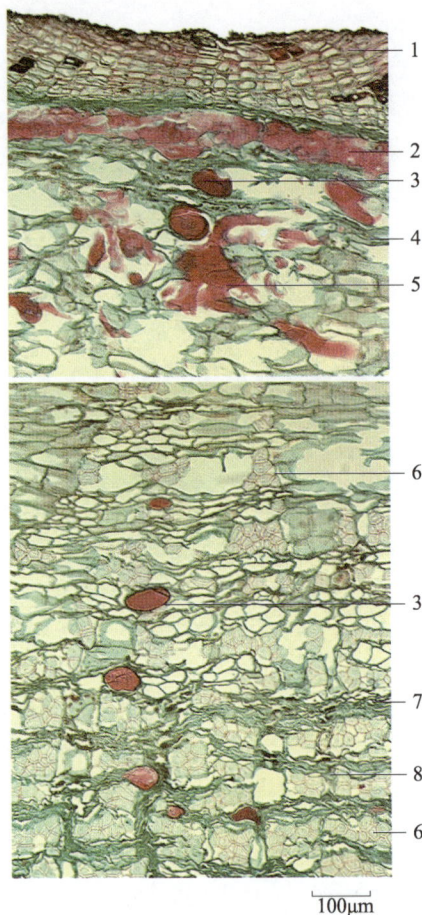

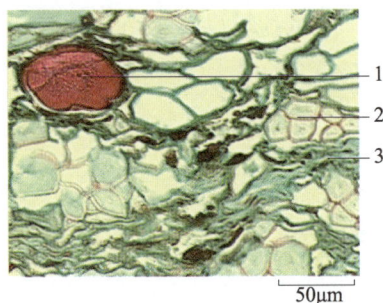

图 2 - 32　厚朴（*Magnolia officinalis* 干皮）横切面

1. 木栓层；2. 石细胞环带；3. 分泌细胞；4. 皮层；5. 石细胞群；6. 纤维束；7. 韧皮部；8. 韧皮射线

图 2 - 33　示韧皮部

1. 分泌细胞；2. 纤维束；3. 韧皮部薄壁细胞

（2）凹叶厚朴干皮横切面　木栓层为 7 ~ 26 列木栓细胞，有的可见落皮层，栓内层由 3 ~ 7 列石细胞连续成环带。皮层散有多数油细胞及石细胞群；有的石细胞呈分枝状；分泌细胞椭圆形，壁木化，内含油状物。韧皮部射线宽 1 ~ 2 列细胞；分泌细胞较多，单个散在或 2 ~ 3 个相接；韧皮薄壁细胞与纤维束交互排列，纤维 2 ~ 40 个成束；外侧韧皮部有石细胞及石细胞群分布。薄壁细胞稀含红棕色物及细小淀粉粒，偶见草酸钙方晶（图 2 - 36）。

3. 粉末

（1）厚朴粉末棕色　石细胞呈不规则分枝状者较大，长约至 220μm，壁厚或较厚；呈类方形、类多角形者直径 11 ~ 65μm。纤维多成束，直径 15 ~ 32μm，壁极厚，木化，孔沟不明显。分泌细胞椭圆形或类圆形，直径 50 ~ 85μm，木化，含黄棕色油滴状物。筛管分子端壁复筛板的筛域较大，筛孔明显，侧壁上也有小型筛域。木栓细胞淡黄色，表面观呈类多角形，壁微波状弯曲，具细纹孔。（图 2 - 34）。

（2）凹叶厚朴粉末　与厚朴的主要区别为分枝状石细胞较大，长可至 326μm。纤维边缘常呈锯齿状。分泌细胞较少见，但较大，直径可至 100μm。

（二）其他

据调查同属多种植物的树皮在部分地区也作厚朴入药。如在云南部分地区习用的"云朴"为长喙厚朴（*Magnolia rostrata* W. W. Smith.）的树皮，山玉兰（*M. delavayi* Franch.）的树皮也曾作为厚朴代用品。曾一度作为"姜朴"入药的有武当玉兰（*M. sprengeri* Pamp.）的树皮、望春玉兰（*M. biondii* Pamp.）的树皮、玉兰（*M. denudate* Desr.）的树皮、紫玉兰（*M. liliflora* Desr.）的树皮等。前两者在内蒙古、陕西个别地区也曾作厚朴入药。

在药材性状上正品厚朴与其他几种混用品有明显的区别，正品厚朴及混用品长喙厚朴的断面可见小亮星（厚朴酚及和厚朴酚结晶），前者药材厚 1cm，表面粗糙，有时鳞片状，易剥落，后者药材厚可达 1.5cm，表面灰白色或黄白色，摸之有柔软感；上述其他混用品药材的断面则无小亮星。

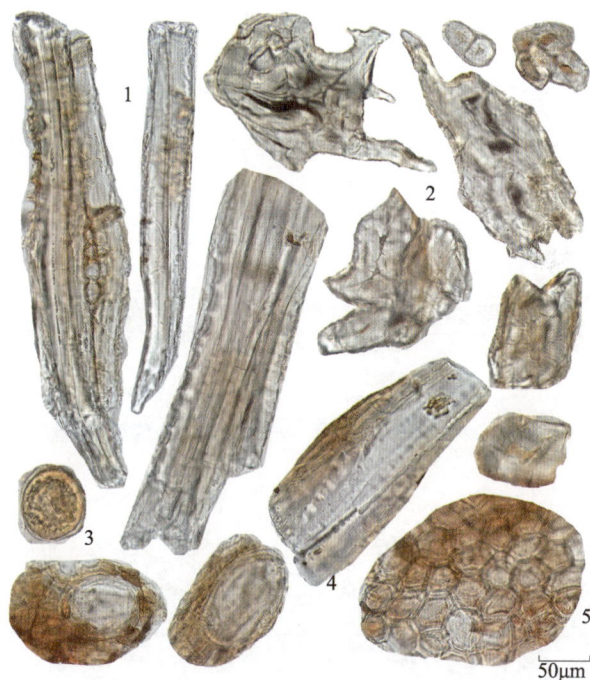

图 2-34　厚朴（*Magnolia officinalis* 干皮）粉末
1. 纤维；2. 石细胞；3. 分泌细胞；4. 筛管；5. 木栓细胞

在组织显微特征方面厚朴、凹叶厚朴如前所述。玉兰、山玉兰、望春玉兰的树皮皮层有石细胞环带，可与其他种相区别；长喙厚朴、武当玉兰、紫玉兰皮层厚 20 列细胞以上，皮层石细胞少，不成环带；紫玉兰皮层分泌细胞少，韧皮部分泌细胞偶见。各种干皮组织横切面见图 2-35～图 2-42。

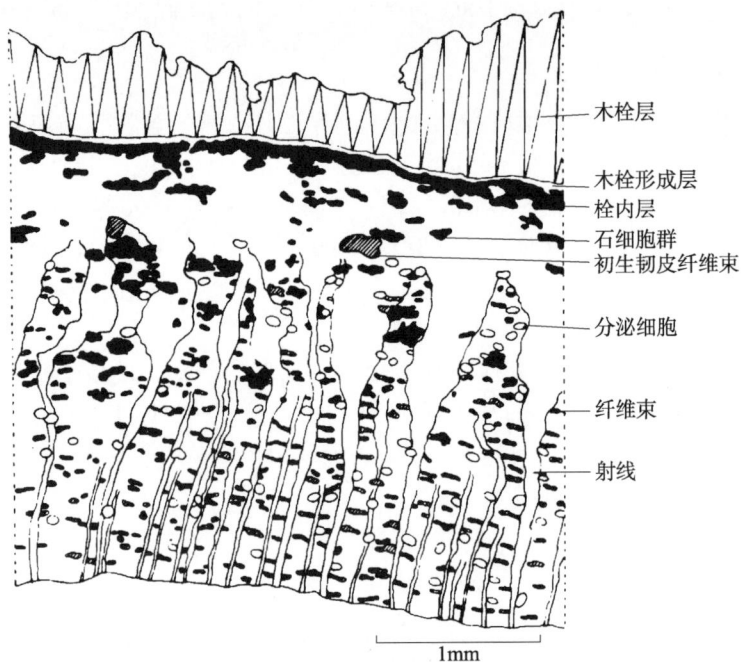

图 2 – 35　厚朴（*Magnolia officinalis* 干皮）横切面组织简图

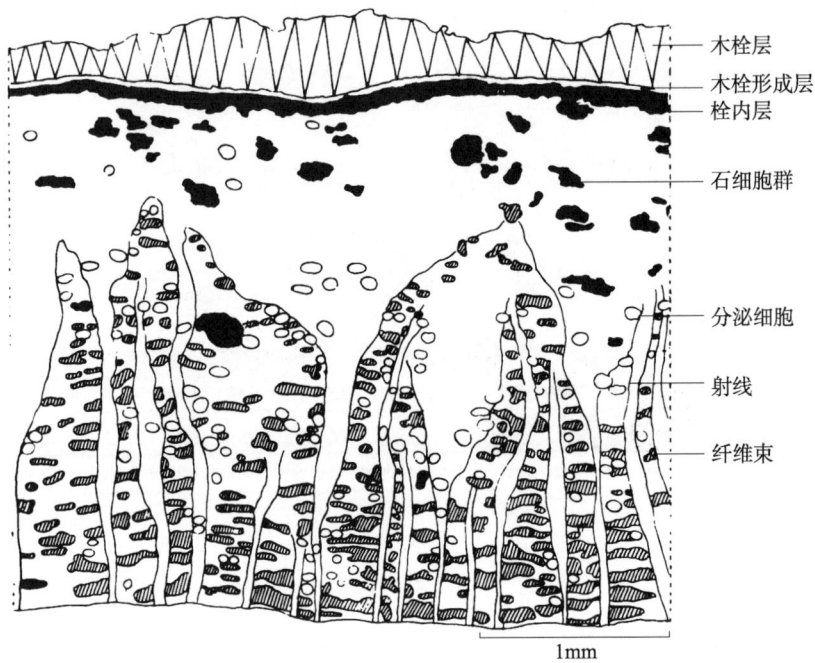

图 2 – 36　凹叶厚朴（*Magnolia officinalis* var. *biloba* 干皮）横切面组织简图

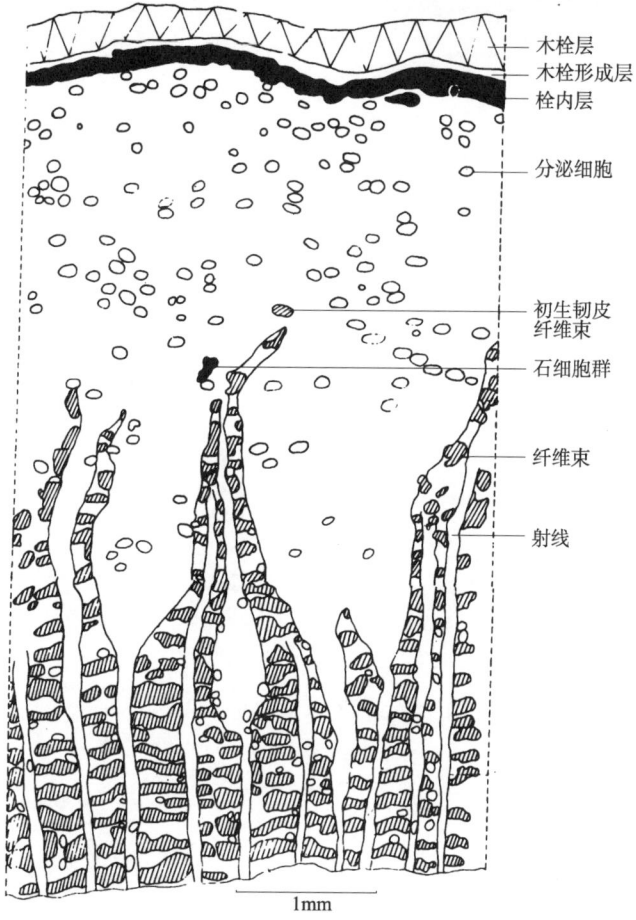

木栓层
木栓形成层
栓内层

分泌细胞

初生韧皮
纤维束
石细胞群

纤维束

射线

1mm

图 2 - 37　长喙厚朴（*Magnolia rostrata* 干皮）横切面组织简图

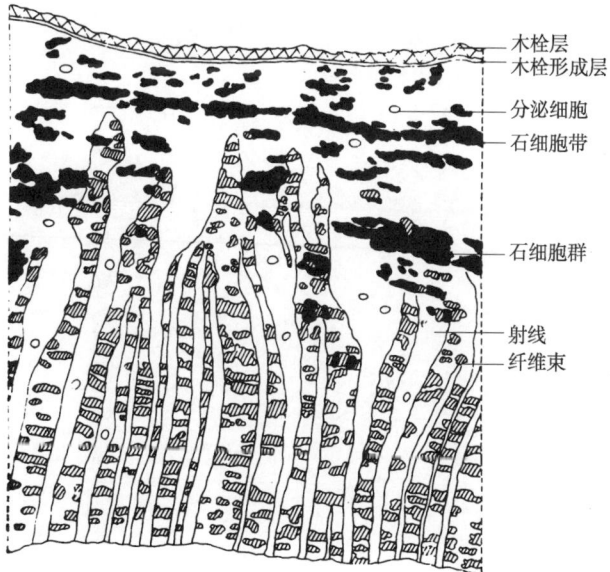

木栓层
木栓形成层

分泌细胞
石细胞带

石细胞群

射线
纤维束

图 2 - 38　玉兰（*Magnolia denudate* 干皮）横切面组织简图

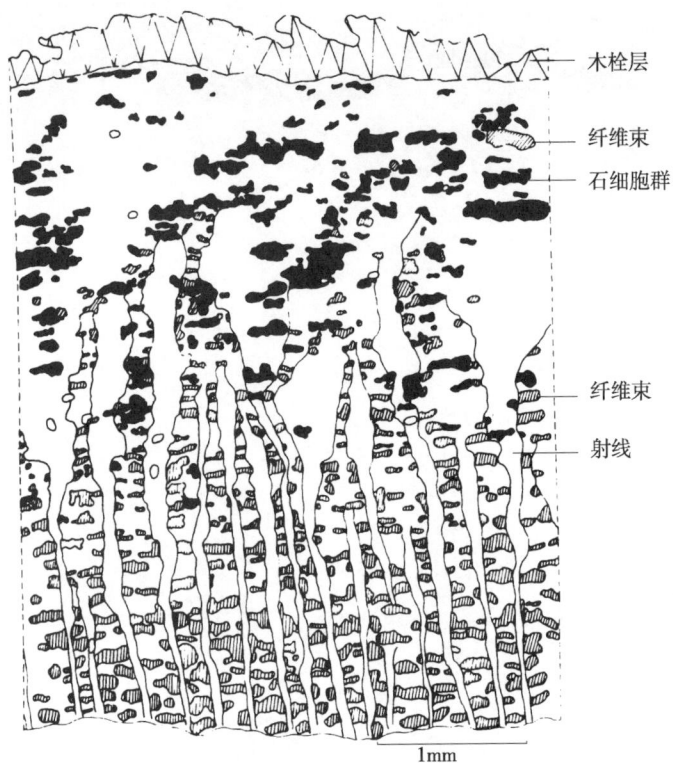

图 2 - 39　紫玉兰（*Magnolia liliflora* 干皮）横切面组织简图

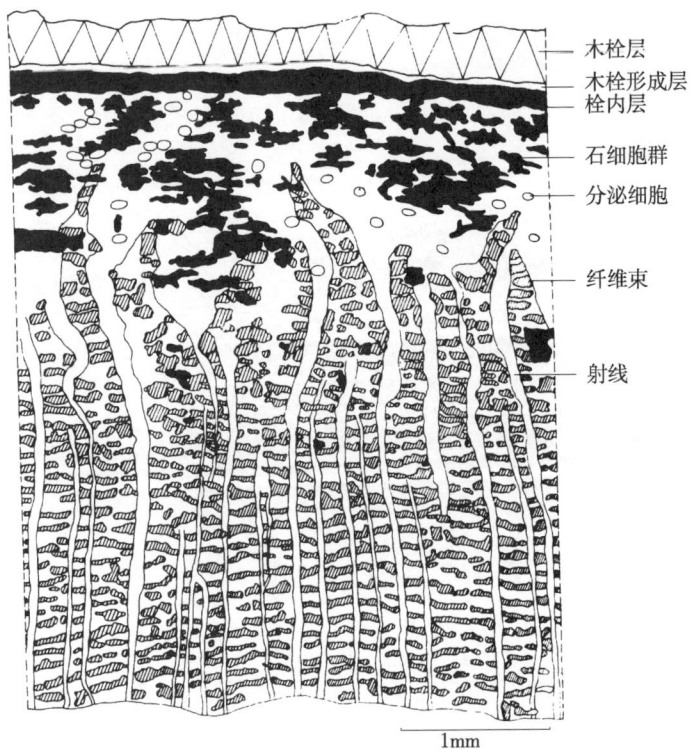

图 2 - 40　武当玉兰（*Magnolia sprengeri* 干皮）横切面组织简图

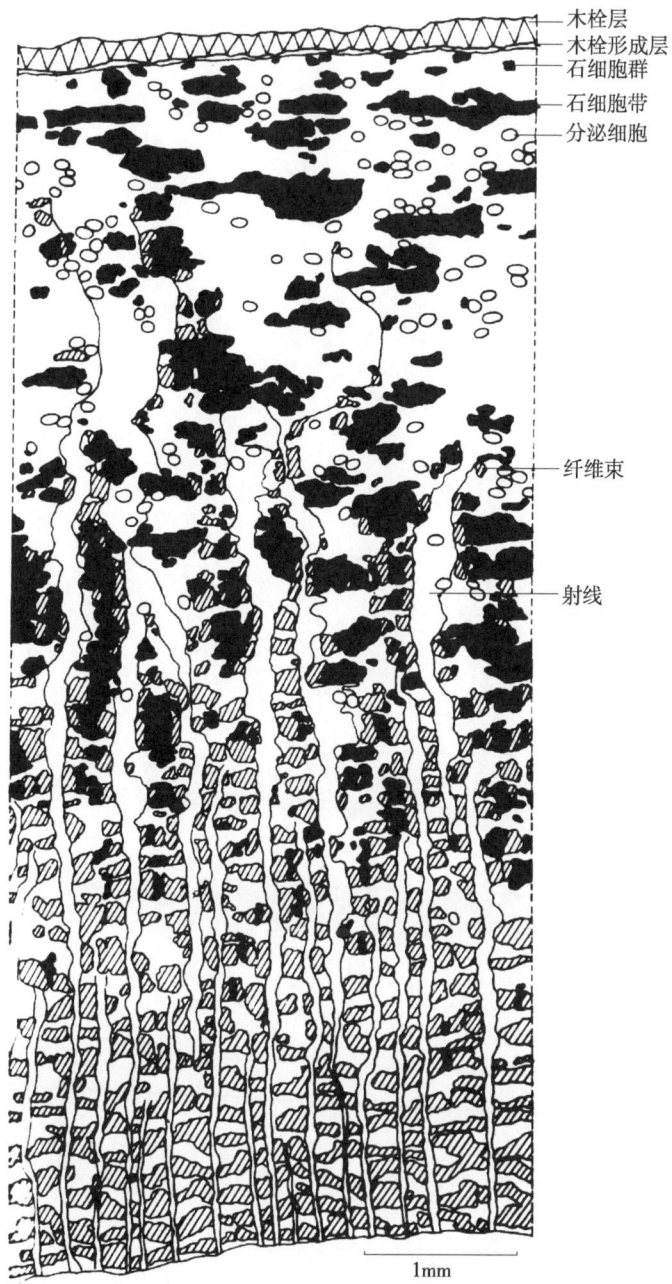

木栓层
木栓形成层
石细胞群
石细胞带
分泌细胞

纤维束

射线

1mm

图 2 - 41　望春玉兰（*Magnolia biondii* 干皮）横切面组织简图

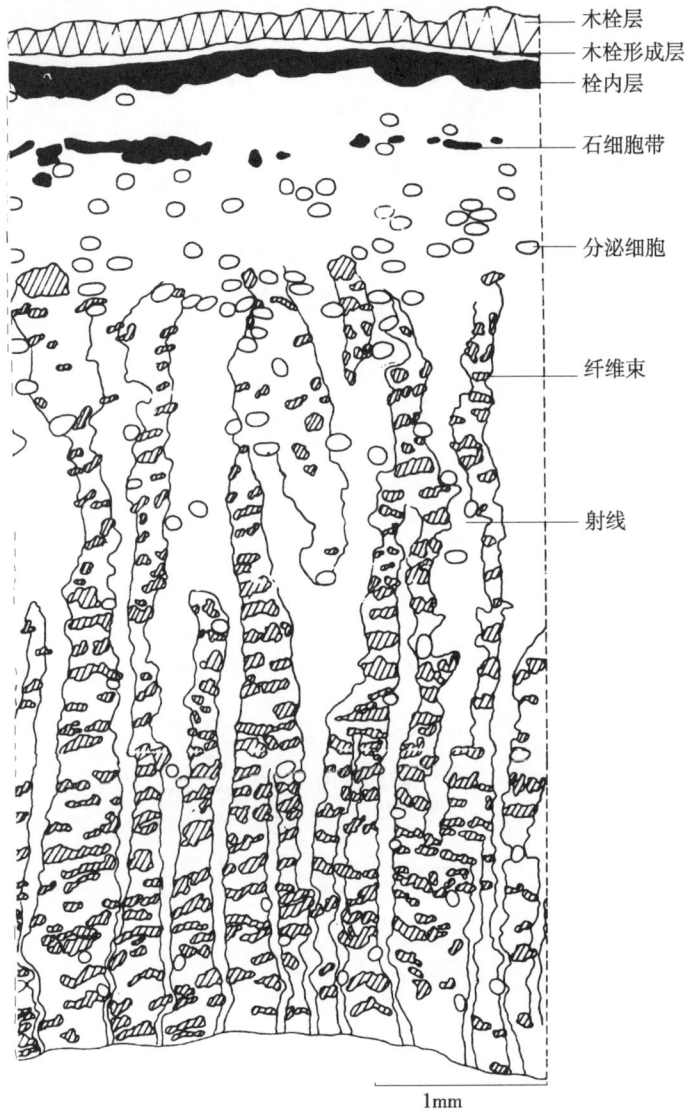

图 2 - 42　山玉兰（*Magnolia delavayi* 干皮）横切面组织简图

【实验作业】

1. 绘厚朴、凹叶厚朴干皮横切面组织简图，并说明其横切面构造的差异。

2. 绘厚朴粉末特征图，并描述其鉴别特点。

Experiment 7　Barks（Ⅱ）— Identification of Magnoliae Officinalis Cortex

【Purposes】

1. Master the characters of description and microscopical identification of Magnoliae Officinalis Cortex.

2. Know the microscopical identification method for multi – source barks.

【Materials】

1. Reference crude drugs of barks of *Magnolia officinalis* Rehd. et Wils. and *M. officinalis* Rehd. et Wils. var. *biloba* Rehd. et Wils.

2. Slides of transverse section of stem barks of *M. officinalis* and *M. officinalis* var. *biloba*.

【Contents】

1. Observe the description of Magnoliae Officinalis Cortex.

The stem bark, root bark and branch bark of *M. officinalis* and *M. officinalis* var. *biloba* were medicinally used. Pay attention to the characters of surface and fracture of the three parts.

2. Observe the structure of transverse section of Magnoliae Officinalis Cortex.

Softening the bark and making slide of transverse section by bare – hand mounting, heating the slide under chloral hydrate solution to permeabilization. Pay attention to the thickness of cork, the shape and distribution of secretory cells, stone cells and fibers in cortex and phloem.

3. Powder identification.

To an amount of powder add drops of chloral hydrate solution, heat until permeabilizing.

【Guides】

Ⅰ. Identification of Magnoliae Officinalis Cortex

Magnoliae Officinalis Cortex, derived from the stem bark, root bark and branch bark of *Magnolia officinalis* Rehd. et Wils. or *M. officinalis* Rehd. et Wils. var. *biloba* Rehd. et Wils. （Fam. Magnoliaceae）, was recorded in China Pharmacopeia .

1. Description

(1) Stem bark Quilled singly or double quilled, 30 ~ 35cm long, 2 ~ 7mm thick, commonly known as "Tongpo"; stem bark near the root with one end spread out like a bell, 13 ~ 25cm long, 3 ~ 8mm thick, commonly known as "Xuetongpo". Outer surface greyish – brown, rough, sometimes scaly, easily exfoliated, with distinct elliptical lenticels and longitudinal wrinkles, appearing yellowish – brown when the coarse bark peeled; inner surface purplish – brown, relatively smooth, with fine and dense longitudinal striations and exhibiting oily trace on scratching. Texture hard, fracture granular, grayish – brown in the outer layer and purplish – brown or brown in the inner layer, oily, sometimes numerous small bright spots (crystals of magnolol and honokiol) visible. Odour, aromatic; taste, pungent and slightly bitter.

(2) Root bark (Genpo) Quilled singly or pieced irregularly, some curved like chicken intestines, commonly known as "Jichangpo". Texture hard, easily broken, fracture fibrous.

(3) Branch bark (Zhipo) Quilled singly, 10 ~ 20cm long, 1 ~ 2 mm thick. Texture fragile, easily broken, fracture fibrous.

2. Structure of transverse section

(1) Stem bark of *M. officinalis* Cork of 20 ~ 50 layers of cells, sometimes rhytidome observed. Phelloderm consisting 2 ~ 6 layers of stone cells to form into interrupted annular bands. Cortex scattered with numerous oil cells and groups of stone cells; some stone cells branched; oil cells elliptical, with lignified walls, containing oily contents. Phloem rays 1 ~ 2 rows of cells wide; oil cells more frequently observed than in cortex, singly or 2 ~ 5 cells linked each other; phloem fiber bundles mostly visible, slightly tangentially arranged in interrupted layers; the outer side of phloem exhibiting few stone cells. Few parenchymatous cells containing reddish – brown substances and small starch granules, prisms of calcium oxalate found occasionally. (Fig. 2 – 32, 2 – 33)

(2) Stem bark of *M. officinalis* var. *biloba* Cork of 7 ~ 26 layers of cells, sometimes rhytidome observed. Phelloderm consisting 3 ~ 7 layers of stone cells to form into interrupted annular bands. Cortex scattered with numerous oil cells and groups of stone cells; some stone cells branched; oil cells elliptical, with lignified walls, containing oily contents. Phloem rays 1 ~ 2 raws of cells wide; oil cells more frequently observed than in cortex, singly or 2 ~ 3 cells linked each other; parenchymatous cells and fiber bundles arranged alternatively in phloem, 2 ~ 40 fibers gathered in bundles; the outer side of phloem exhibiting stone cells and groups of stone cells. Few parenchymatous cells containing reddish – brown substances and small starch granules, prisms of calcium oxalate found occasionally. (Fig. 2 – 36)

3. Powder

（1）Bark of *M. officinalis*　Brown. The irregularly branched stone cells relatively large, about up to 220μm long, walls thickened or strongly thickened; the square stone cells subpolygonal, 11 ~ 65μm in diameter. Fibers mostly in bundles, 15 ~ 32μm in diameter, walls extremely thickened, lignified, pit canals indistinct. Secretory cells elliptical or subrounded, 50 ~ 85μm in diameter, lignified, containing yellowish – brown oily contents. Sieve area of compound sieve plate on end wall of sieve element relatively large, sieve pores distinct, lateral wall with small sieve area. Cork cells pale yellow, subpolygonal in surface view, walls sinuous, with fine pits. (Fig. 2 – 34)

（2）Bark of *M. officinalis* var. *biloba*　The main differences from *M. officinalis* were: The irregularly branched stone cells relatively large, about up to 326μm long. The margin of fibers often serrate. Secretory cells visible occasionally, relatively large, up to 100μm in diameter.

II. Miscellaneous

An investigation indicated that several *Magnolia* species were used medicinally as "Houpo" in some areas. For example, the stem bark of *M. rostrata* W. W. Smith. , with the name of "Yunpo", was utilized in Yunan province, and the stem bark of *M. delavayi* Franch. was even used as the counterfeit of "Houpo" . Besides, the stem bark of *M. sprengeri* Pamp. , *M. biondii* Pamp. , *M. denudate* Desr. and *M. liliflora* Desr. , commonly known as "Jiangpo", were also used in Inner Mongolia Shanxi province.

There existed obvious differences between genuine "Houpo" and its counterfeits in description. The genuine "Houpo" and the bark of *Magnolia rostrata* exhibiting small bright spots (crystals of magnolol and honokiol) on the fracture, the former 1cm thick, surface rough, sometimes scaly, easily exfoliated, the latter up to 1. 5cm thick, surface grayish – white or yellowish – white, felling soft on touching; while small bright spots invisible on the fracture of other fake "Houpo" .

The structures of stem barks of *M. officinalis* and *M. officinalis* var. *biloba* had been described above. The species *M. denudata*, *M. delavayi*, and *M. biondii* differed from other species owing to showing annular band of stone cells in cortex of stem bark; the cortexes of *M. rostrata*, *M. sprengeri and M. liliflora* of more than 20 layers of cells, stone cells visible occasionally, not forming into annular band; cortex and phloem of *M. liliflora* with less secretory cells. The diagrams of transverse section of the stem barks were presented in Fig. 2 – 35 ~ 2 – 42.

【Assignments】

1. Draw the diagrams of structure of stem bark of *M. officinalis* and *M. offici-*

nalis var. *biloba*, and describe the differences.

2. Draw the diagram of microscopical characters of powder of *M. officinalis*, and describe the differential points.

实验八　木类药材——降香的鉴定

【实验目的】

1. 掌握降香药材的性状特征及显微鉴别特征。

2. 了解木类药材的基本构造及显微鉴别要点。

【实验材料】

降香（降香檀）*Dalbergia odorifera* T. Chen、降香（印度黄檀）*Dalbergia sissoo* Roxb 的药材标本，前者为国产降香，后者为进口降香。

降香（印度黄檀）心材三个切面（横切面、径向纵切面、切向纵切面）永久制片，降香（印度黄檀）粉末。

【实验内容】

1. 观察比较国产降香、进口降香的药材性状。

2. 观察进口降香的横切面、径向纵切面、切向纵切面组织特征。

木类药材的组织构造，通常观察三种不同的切面。

横切面：注意观察射线的宽度和密度；导管与薄壁细胞的比例及分布形式；导管和木纤维的形状、直径等。

径向纵切面：主要观察木射线的高度及类型；导管分子的类型、长度、直径及有无侵填体；木纤维大小、壁厚度及纹孔等；木射线在径向纵切面呈横带状，与轴向的导管、木纤维、木薄壁细胞相垂直，并可见射线的高度及射线的类型。

切向纵切面：主要观察射线的宽度、高度、类型，射线排列成叠生射线，还是交互排列的非叠生射线；木射线在切向纵切面上呈梭形。导管、木纤维的观察重点同径向纵切面。

3. 观察降香粉末。

取粉末少许，用水合氯醛液装片，加热透化后镜检。

【实验指导】

降香有进口降香及国产降香两种，进口降香为豆科植物印度黄檀 *Dalbergia sissoo* Roxb 的心材，大多由东南亚进口。国产降香系豆科植物降香檀 *Dalbergia odorifera* T. Chen 树干和根的心材。《中国药典》收载降香为豆科植物降香檀 *Dalbergia odorifera* T. Chen 树干和根的心材。

1. 性状

（1）进口降香　呈扁圆长条形。表面红棕色，有刀削痕，并有纵细槽纹；横断面导管小孔明显。质坚硬而重，有油性。气微香，味微苦。

（2）国产降香　呈扭曲长条形或不规则碎块。表面紫红色或红褐色，有致密的纹理，并有刀削痕，纵断面常不整齐。质硬而重，有油性。气微香，味微苦。

2. 进口降香组织构造

（1）横切面　木射线宽 1～2 列细胞，细胞径向延长。木纤维发达，多呈束，纤维呈类多角形，壁较厚，其周围有时可见含草酸钙方晶的厚壁细胞，形成晶纤维。导管多单个散在或 2 ~ 3 个相聚，呈类圆形、半圆形或扁圆形，直径约至 300μm，常含红棕色物。木薄壁细胞位于导管四周或略成带状切向分布于纤维间，壁薄，纹孔明显，少数含方晶。（图 2 - 43）

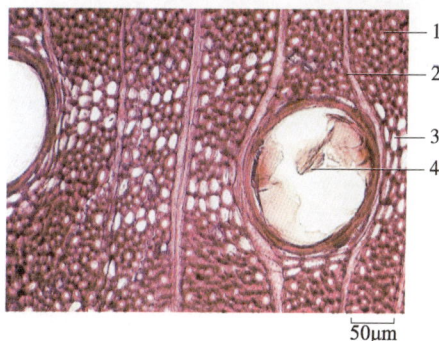

图 2 - 43　降香（*Dalbergia sissoo* 心材）横切面
1. 木纤维；2. 木射线；3. 木薄壁细胞；4. 导管

（2）切向纵切面　射线呈梭形，为同型射线，宽 1 ~ 2 列细胞，高大多 7 ~ 8（ ~ 15）列细胞，壁连珠状增厚。具缘纹孔导管分子较粗大，常含红棕色物。木纤维细长，直径 8 ~ 25μm，纤维束周围含草酸钙方晶，形成晶纤维，含晶细胞壁增厚，木化。木薄壁细胞呈长方形、类方形、长条形或多角形，壁稍厚，纹孔明显。（图 2 - 44）

（3）径向纵切面　射线呈横带状，高大多 7 ~ 8 细胞，可达 15 个细胞。余同切向纵切面。（图 2 - 45）

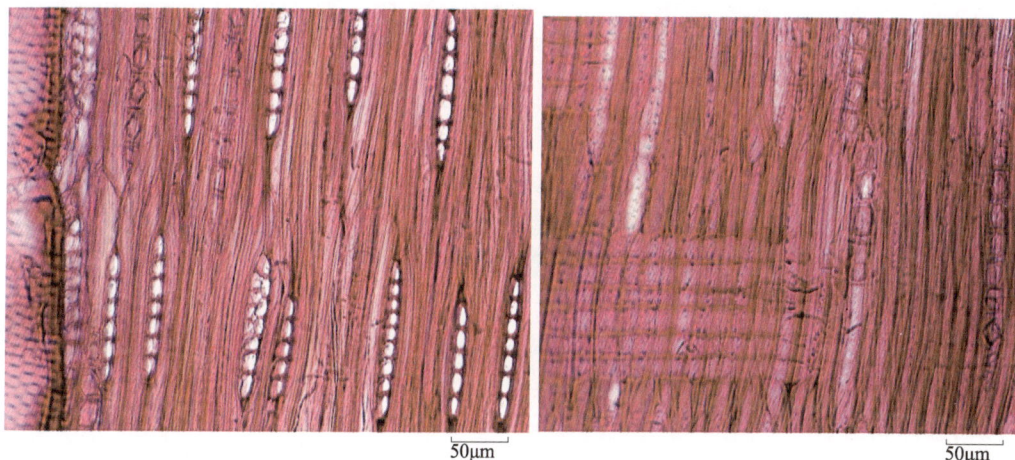

图 2 - 44　降香（*Dalbergia sissoo* 心材）切向纵切面

图 2 - 45　降香（*Dalbergia sissoo* 心材）径向纵切面

（4）两者的主要区别

国产降香（降香檀）：射线细胞同型；横切面木薄壁细胞不成带，傍管、离管木薄壁细胞兼有。

进口降香（印度黄檀）：射线细胞同型，兼有少数异型；横切面木薄壁细胞与木纤维成弦向微波带状相间排列，木薄壁细胞为傍管。

3. 进口降香粉末　棕紫色或黄棕色。具缘纹孔导管巨大，多破碎，完整者直径约至 300μm；具缘纹孔大而清晰，纹孔圆形、矩圆形或类三角形，直径至 10μm，排列较密，并列或互列，纹孔口短缝状，常二至数个横向连接成线状；导管管腔内含红棕色或黄棕色物。纤维成束，棕红色，直径 8 ~ 26μm，壁甚厚，有的纤维束周围细胞含草酸钙方晶，形成晶纤维，含晶细胞的壁不均匀木化增厚。木射线径向及切向纵断面观易察见，宽1~2列细胞，可高至15细胞，壁连珠状增厚，木化，纹孔较密。傍管木薄壁细胞常与导管碎片相连接，呈类方形、长方形或多角形，壁稍厚，木化，纹孔较多，孔沟明显。木薄壁细胞呈长方形或长条形，有的延长作短纤维状，端壁平直或稍倾斜，壁连珠状增厚，木化，纹孔明显。草酸钙方晶类方形、多面形或板状，直径9~20μm。色素块红棕色、黄棕色或淡黄色。（图2-46）

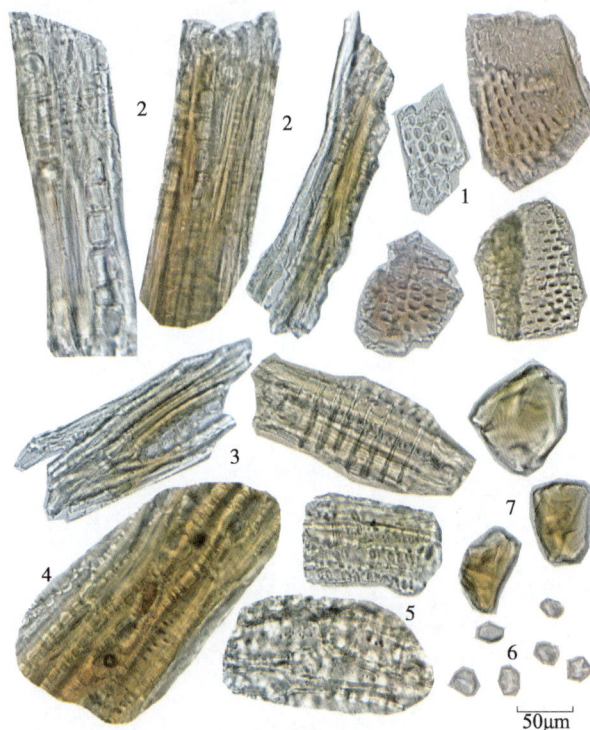

图2-46 降香（*Dalbergia sissoo* 心材）粉末
1. 导管；2. 纤维及晶纤维；3. 木射线细胞；4. 傍管木薄壁细胞；5. 木薄壁细胞；6. 草酸钙方晶；7. 色素块

【实验作业】

绘降香三切面的组织构造简图，并记述鉴别要点。

Experiment 8　Woods — Identification of Dalbergiae Lignum

【Purposes】

1. Master the characters of description and microscopical identification of Dalbergiae Lignum.

2. Know the fundamental structure of woods and their differential points of microscopical identification.

【Materials】

1. Reference crude drugs of woods of *Dalbergia odorifera* T. Chen（Jiangxiang Tan）and *D. sissoo* Roxb（Indian Yellow Tan）, known as domestic Jiangxia and imported Jiangxiang.

2. Slides of transverse, radial, and tangential section of wood of *D. sissoo* Roxb and its powder.

【Contents】

1. Observe and compare the description of domestic and imported Jiangxiang.

2. Observe the structural characters of transverse, radial, and tangential section of wood of *D. sissoo*.

Usually, three sections should be observed when the structure of a wood was to be investigated.

Transverse section：Pay attention to the width and density of rays；proportion and arrangement of vessels and parenchymatous cells；shape and diameter of vessels and wood fibers.

Radial section：Pay attention to height and type of rays；type, length, diameter, presence or absence of tylosis of vessels；size, thichness of walls, pits of wood fibers；wood rays showing transverse bendiformis, intersected vertically with vessels, wood fibers and parenchymatous cells.

Tangential section：Pay attention to width, height and type of rays；rays arranged storied or unstoried；rays fusiform.

3. Observe powder of *D. sissoo*.

Take a small amount of powder of *D. sissoo*, make slide with chloral hydrate solution, observe under microscope after permeabilization.

【Guides】

The commercial Jiangxiang was divided into two kinds of products：The imported Jiangxiang and the domestic Jiangxiang. The former was derived from the wood of *Dalbergia sissoo* Roxb（Fam. Leguminosae）, usually imported from Southeast Asia. The latter was the heart wood of trunk and root of *Dalbergia odorifera* T. Chen（Fam. Leguminosae）, which was documented in China Pharmacopeia.

1. Description

（1）Imported Jiangxiang　Oblate strip – shaped. Externally reddish – brown, with scars of knife cutting, and showing fine longitudinal groove striation; fracture showing distinct holes. Texture hard, weighty, oily. Odour, slightly aromatic; taste, slightly bitter.

(2) Domestic Jiangxiang In twisted stripes or irregular pieces. Externally purplish – red or reddish – brown, with dense striation and scars of knife cutting, longitudinal fracture often uneven. Texture hard, weighty, oily. Odour, slightly aromatic; taste, slightly bitter.

2. Structure of imported Jiangxiang

(1) Transverse section Wood rays 1 ~ 2 layers of cells wide, cells lengthened radially. Wood fibers developed, mostly in bundles, fibers subpolygonal, with relatively thickened walls, sometimes fiber bundles surrounded by sclerenchymatous cells containing prisms of calcium oxalate, forming crystal fibers. Vessels mostly single or 2 ~ 3 vessels gathered, subrounded, semi – rounded or oblate, up to about $300\mu m$ in diameter, often containing reddish – brown contents. Parenchymatous cells surrounding vessels or tangentially scattered among fibers, somewhat bendiformis, walls thin, pits distinct, some parenchymatous cells containing prisms of calcium oxalate. (Fig. 2 – 43)

(2) Radial section Rays fusiform, homogenous, 1 ~ 2 layers of cells wide, 7 ~ 8 (~ 15) cells high, with beaded thickened walls. Bordered pitted vessels very large, usually containing reddish – brown substance. Wood fibers slim, 8 ~ $25\mu m$ in diameter, fiber bundles surrounded by cells containing prisms of calcium oxalate, forming crystal fibers, walls of crystal cells thickened and lignified. Parenchymatous cells rectangular, subsquare or polygonal, with slightly thickened walls, distinctly pitted. (Fig. 2 – 44)

(3) Tangential section Rays transversal bendiformis, mostly 7 ~ 8 cells high, some rays up to 15 cells high. Other characters identical with those of radial section. (Fig. 2 – 45)

(4) The main differences between domestic and imported Jiangxiang lie in

Domestic Jiangxiang: Ray cells homogenous; parenchymatous cells not forming bendiformis, both paratracheal and apotracheal parenchymatous cells visible.

Imported Jiangxiang: Ray cells homogenous, few heterogenous; parenchymatous cells and rays alternatively arranged, parenchymatous cells paratracheal.

3. Powder of imported Jiangxiang Brownish – purple or yellowish – brown.
Bordered pitted vessels vary large, mostly broken, up to about $300\mu m$ in diameter; bordered pits large and distinct, rounded, elliptical or subtriangular, up to $10\mu m$ in diameter, arranged densely, in parallel or alternative; pit aperture short slot – shaped, often 2 to several pits transversely linked into a thread; lumina of vessel con-

taining reddish – brown or yellowis h – brown contents. Fibers in bundles, brownish – red, 8 ~ 26μm in diameter, with fairly thickened walls, some fiber bundles surrounded by cclls containing prisms of calcium oxalate, forming crystal fibers, walls of crystal cells unequally thickened and lignified, wood rays visible, 1 ~ 2 layers of cells wide, up to 15 cells high, beaded thickened, lignified, densely pitted. Paratracheal parenchymatous cells often linked with fragments of vessels, subsquare, rectangular of polygonal, walls slightly thickened, lignified, with numerous pits and distinct pit canals. Parenchymatous cells rectangular or long strip – shaped, some lengthened in short fusiform shape, end walls straight or slightly oblique, beaded thickened and lignified, pitted distinctly. Prisms of calcium oxalate subsquare, polygonal or plate – shaped, 9 ~ 20μm in diameter. Pigment masses reddish – brown, yellowish – brown or pale yellow. (Fig. 2 – 46)

【Assignments】

Draw the diagram of three sections of Dalbergiae Lignum, and describe the differential points.

实验九　叶类药材——番泻叶的鉴定

【实验目的】
1. 掌握番泻叶药材的性状特征及显微鉴别特征。
2. 了解叶类药材的基本构造及显微鉴别要点。

【实验材料】
1. 狭叶番泻叶（*Cassia angustifolia* Vahl 小叶）及尖叶番泻叶（*Cassia acutifolia* Delile 小叶）药材标本。
2. 尖叶番泻叶（*Cassia acutifolia* Delile 小叶）叶横切面永久制片。
3. 狭叶番泻叶（*Cassia angustifolia* Vahl 小叶）粉末。

【实验内容】
1. 观察比较两种番泻叶的药材性状。
注意叶片形状、大小、叶表面特征及叶脉的形态。
2. 观察比较两种番泻叶的横切面组织构造。
尖叶番泻叶横切面永久制片；狭叶番泻叶用徒手切片法做叶横切面片，加水合氯醛液透化后装片，分别观察两者的组织构造。
3. 观察番泻叶的粉末。
取狭叶番泻叶粉末，用水合氯醛液加热透化后装片。注意观察粉末中纤维、结晶及叶表皮细胞的特征。

【实验指导】
番泻叶为豆科植物狭叶番泻 *Cassia angustifolia* Vahl 或尖叶番泻 *Cassia acutifolia* Delile 的干燥小叶。

1. 性状

（1）狭叶番泻叶　呈长卵形或卵状披针形，长1.5～5cm，宽0.4～2cm，全缘，叶端急尖，基部略不对称。上表面黄绿色，下表面浅黄绿色，无毛或近无毛，叶脉稍隆起。革质，气微弱而特异，味微苦，稍有黏性。

（2）尖叶番泻叶　呈披针形或长卵形，略卷曲，叶端短尖或微突，叶基不对称，两面均有细短毛茸。

2. 横切面组织

（1）尖叶番泻叶横切面：表皮细胞1列，外被角质层，上下表皮均有气孔及单细胞非腺毛；有的表皮细胞含黏液质，积聚于内壁。叶肉为两面栅栏组织，均为1列细胞，上面的栅栏组织细胞较长（约150μm），下面的较短（50～80μm）；海绵组织2～3列细胞，细胞类圆形，有的含草酸钙簇晶。主脉上方有栅栏组织通过；维管束的上下均有微木化的纤维束，并为晶纤维。（图2－47，2－48）

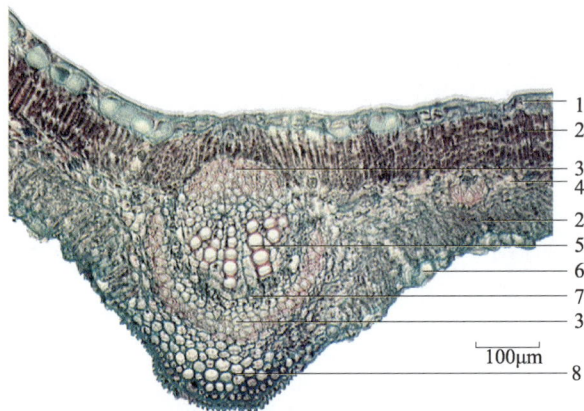

图2－47　番泻叶（*Cassia acutifolia* 小叶）横切面

1. 上表皮；2. 栅栏组织；3. 纤维束；4. 海绵组织；5. 木质部；6. 下表皮；7. 韧皮部；8. 厚角组织

（2）两种番泻叶的横切面构造近似，但狭叶番泻叶主脉的韧皮部外侧纤维层呈断续状，有时纤维较少。

3. 粉末

（1）狭叶番泻叶粉末　淡绿色或黄绿色。晶纤维多，草酸钙方晶直径12～15μm。草酸钙簇晶存在于叶肉薄壁细胞中，直径9～20μm。非腺毛单细胞，长100～350μm，直径12～25μm，壁厚，有疣状突起。上下表皮细胞表面观呈多角形，垂周壁平直；上下表皮均有气孔，主为平轴式，副卫细胞大多为2～3个。（图2－49）

（2）尖叶番泻叶粉末　叶单细胞非腺毛众多；气孔副卫细胞大多为2个。

两种番泻叶的显微特征相近，主要区别如下。

品　　名	副卫细胞	单细胞非腺毛	脉岛数	气孔指数	栅表细胞比	
					下表皮	上表皮
C. acutifolia	大多为2个	较多，约每距2个表皮细胞有一个	25～30	11.4～13	3.5～7～14.5	4.5～9.5～18
C. angustifolia	2～3个，其比例为7:3	较少，约每距6个表皮细胞有一个	19.5～22.5	17.1～20	2.5～5.1～10.5	4～7.5～12

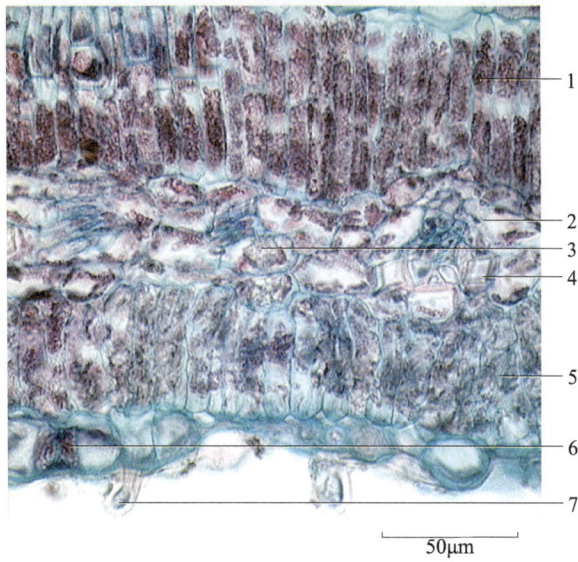

图 2 – 48　示叶片部分

1. 上表皮栅栏组织；2. 海绵组织；3. 草酸钙簇晶；4. 草酸钙方晶；5. 下表皮栅栏组织；6. 气孔；7. 非腺毛残基

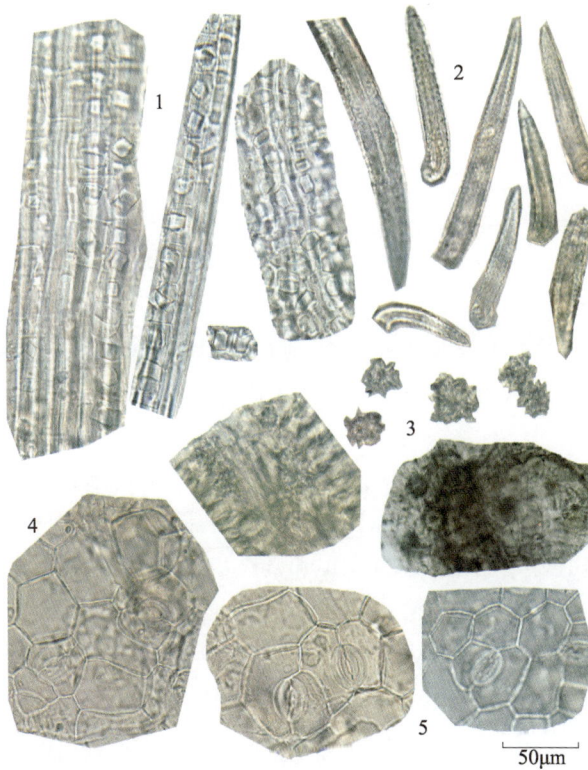

图 2 – 49　番泻叶（*Cassia angustifolia* 小叶）粉末

1. 晶纤维；2. 非腺毛；3. 草酸钙簇晶；4. 表皮细胞；5. 气孔

【实验作业】

1. 绘尖叶番泻叶横切面组织构造简图，并记述鉴别要点。

2. 绘两种番泻叶叶表皮细胞表面观特征图。

Experiment 9　Leaves—Identification of Sennae Folium

【Purposes】

1. Master the characters of description and microscopical identification of Sennae Flolium.

2. Know the fundamental structure and differential points of leaves.

【Materials】

1. Reference crude drugs of leaflets of *Cassia angustifolia* Vahl and *C. acutifolia* Delile.

2. Slide of transverse section of leaflets of *C. acutifolia*.

3. Powder of leaflets of *C. angustifolia*.

【Contents】

1. Observe and compare the description of leaflets of *C. angustifolia* and *C. acutifolia*.

Pay attention to shape, size, surface characters and vein of the leaflets.

2. Observe and compare the structure of leaflets of *C. angustifolia* and *C. acutifolia*.

Slide of transverse section of leaflet of *C. acutifolia*; prepare slide of transverse section of leaflet of *C. angustifolia* with bare – handed method, observe under microscope after permeabilizing with chloral hydrate solution.

3. Observe the microscopical characters of powder of *C. acutifolia*.

Take a small quantity of powder of *C. acutifolia*, prepare slide of transverse section with chloral hydrate solution. Pay attention to fibers, crystals and epidermal cells.

【Guides】

Senna Folium is the dried leaflet of *Cassia angustifolia* Vahl or *C. acutifolia* Delile（Fam. Leguminosae）.

1. Description

（1）Leaf of *C. angustifolia* Elongated ovate or ovate – lanceolate, 1. 5 ~ 5cm long, 0. 4 ~ 2cm wide, margin entire, apex acute, base slightly asymmetrical. Upper surface yellowish – green, lower surface pale yellowish – green, glabrous or nearly glabrous, veins slightly prominent. Texture leathery. Odour, slight and characteristic; taste, slightly bitter and mucilaginous.

（2）Leaf of *C. acutifolia* Lanceolate or elongated ovate, slightly rolled, apex mucronate or slightly convex, base asymmetrical, both surface covered with fine and short hairs.

2. Structure of transverse section

（1）Leaflet of *C. acutifolia*：Epidermis of 1 layer of cells, covered with cuticle, bearing stomata and unicellular non – glandular hairs on upper and lower epidermis; some epidermal cells containing mucilage. Mesophyll with bicollateral palisade tissue, each of 1 layer of cells, cells of upper palisade tissue relatively long（about 150μm）, cells of lower palisade tissue relatively short（50 ~ 80μm）; spongy tissue with 2 ~ 3 layers of subrounded cells, some cells containing clusters of calcium oxalate. Palisade tissue passing through above the midrib; fiber bundles occurring above and below the vascular bundles, and forming into crystal fibers.（Fig. 2 – 47, 2 – 48）

（2）The structure of *C. angustifolia* similar with that of *C. acutifolia*, except that its fibrous layers interrupted arranged at the outer part of phloem, sometimes fibers relatively few.

3. Powder

（1）Leaflet of *C. angustifolia* Pale green or yellowish – green. Crystal fibers numerous, prisms of calcium oxalate 12 ~ 15μm in diameter. Non – glandular hairs unicellular, 100 ~ 350μm long, 12 ~ 25μm in diameter, with thickened and warty walls. Clusters of calcium oxalate occurring in parenchymatous cells of mesophyll, 9 ~ 20μm in diameter. Epidermal cells of both surfaces polygonal in surface view, with straight anticlinal walls; stomata occurring on both surfaces, mostly paracytic, subsidiary cells mostly 2 ~ 3.（Fig. 2 – 49）

（2）Leaflet of *C. acutifolia* Unicellular non – glandular hairs numerous; subsidiary cells of stomata mostly 2.

The major microscopical differences of the two species were shown in the following table：

Species	Subsidary cell	Non – glandular hairs	Vein – islet number	Stomatal Index	Palisade ratio	
					Lower epidermis	Upper epidermis
C. acutifolia	mostly 2	numerous, each non – glandular hair separated by 2 epidermal cells	25 ~ 30	11. 4 ~ 13	3. 5 ~ 7 ~ 14. 5	4. 5 ~ 9. 5 ~ 18
C. angustifolia	mostly 2 ~ 3	rare, each non – glandular hair separated by 6 epidermal cells	19. 5 ~ 22. 5	17. 1 ~ 20	2. 5 ~ 5. 1 ~ 10. 5	4 ~ 7. 5 ~ 12

【Assignments】

1. Draw the diagrams of transverse section of leaflets of *C. acutifolia*, and describe the differential points.

2. Draw the diagrams of surface view of leaflets of *C. acutifolia* and *C. augustifolia*.

实验十　花类药材——红花与西红花的鉴定

【实验目的】

1. 掌握红花、西红花的性状和显微鉴别特征。

2. 了解花类药材的显微鉴别要点及花粉粒形态。

【实验材料】

1. 菊科植物红花（*Carthamus tinctorius* L.）干燥不带子房的管状花。

2. 鸢尾科植物番红花（*Crocus sativus* L.）的柱头。

【实验内容】

1. 观察比较红花、西红花的性状。

注意两种花的药用部位，形状，颜色等。并可将花浸水中，浸红花的水被染成金黄色；西红花浸入水静置，可见橙黄色直线下降，并逐渐扩散，水被染成黄色。

2. 观察比较红花、西红花的粉末特征。

分别取红花、西红花粉末，用水合氯醛液加热透化后装片，注意观察：

（1）红花粉末特征　分泌细胞、花粉粒、草酸钙结晶、花柱碎片、花冠表皮细胞、花粉囊内壁细胞等。

（2）西红花粉末特征　表皮细胞、柱头顶端表皮细胞、草酸钙结晶等。

【实验指导】

红花与西红花两者的来源不同，药用部位也不同。红花为菊科植物红花 *Carthamus tinctorius* L. 不带子房的管状干燥花。西红花为鸢尾科植物番红花 *Crocus sativus* L. 的干燥柱头。

1. 性状

（1）红花　本品为不带子房的管状花，长 1 ~ 2cm，表面红黄色或红色。花冠筒细长，先端 5 裂；裂片呈狭条形，长 5 ~ 8mm；雄蕊 5，花药聚合成筒状，黄白色；柱头长圆柱形，顶端微分叉。质柔软。气微香，味微苦。（图 2 - 50）

（2）西红花　本品为柱头，呈线形，三分叉，长约 3cm。暗红色，上部较宽而略扁平，顶端边缘显不整齐的齿状，内侧有一短裂隙，下端有时残留一小段黄色花柱。体轻，质松软，无油润光泽，干燥后质脆易断。气特异，微有刺激性，味微苦。（图 2 - 51）

2. 粉末

（1）红花　橙黄色。花冠、花丝、柱头碎片多见，有长管状分泌细胞，常位于导管旁，直径约至 66μm，含黄棕色至红棕色分泌物。花粉粒类圆形、椭圆形或橄榄形，直径约至 60μm，具 3 个萌发孔，外壁有齿状突起。花冠裂片顶端表皮细胞外壁突起呈短绒毛状。柱头及花柱上部表皮细胞分化成圆锥形单细胞毛，先端尖或稍钝。草酸钙方晶存在于薄壁细胞中，直径 2 ~ 6μm。（图 2 - 52）

图 2 - 50　红花（Carthamus tinctorius 管状花）药材　　图 2 - 51　西红花（Crocu sativus 柱头）药材

（2）西红花　橙红色。表皮细胞表面观长条形，壁薄，微弯曲，有的外壁凸出呈乳头状或绒毛状，表面隐约可见纤细纹理。柱头顶端表皮细胞呈绒毛状，直径 26 ~ 56μm，表面有稀疏纹理。草酸钙结晶聚集于薄壁细胞中，呈颗粒状、圆簇状、梭形或类方形，直径 2 ~ 14μm。花粉粒偶有存在，无色或淡黄色，呈圆球形，直径 71 ~ 166（~200）μm，外壁表面有稀疏的细小刺状雕纹。（图 2 - 53）

3. 商品西红花常见掺伪品

（1）以莲须、黄花菜切丝染色而成，通体系红色。置水中浸泡，呈片状或丝状（不呈喇叭状），水被染成红色，且非直线状。

（2）以化学纸浆制成丝状，外包一层淀粉，染色并加少许油使发亮，肉眼观察似真品。置水中不呈喇叭状，有油滴飘浮，易碎断，加碘液呈蓝黑色。

（3）西红花的雄蕊染色掺入柱头中；或将提取过西红花苷的劣品染色伪充；西红花花丝、花冠加工之窄条；金盏花的舌状花冠染色而成的伪品等。

（4）掺入红花。

针对以上掺伪现象，除强调西红花柱头呈喇叭状，应具特异香气，味微苦外，可取本品浸水中，应见橙黄色成直线下降，并逐渐扩散，水被染成黄色，无沉淀，无油滴。

西红花柱头顶端呈齿状，置显微镜下观察可见表皮细胞呈绒毛状，并可见残存花粉粒圆球形，直径可达 200μm，具稀疏细小刺状雕纹等为鉴别依据。而伪品则不呈喇

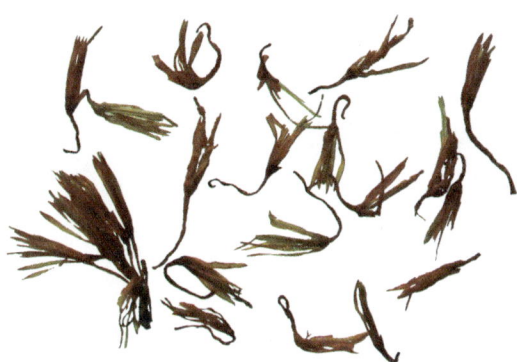

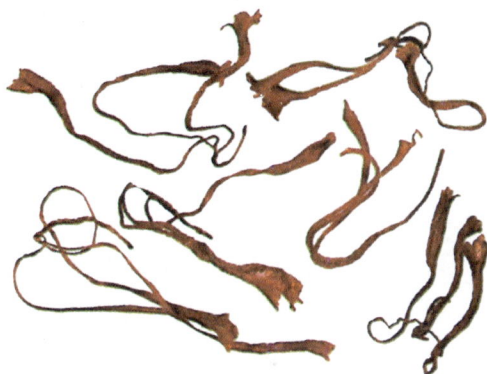

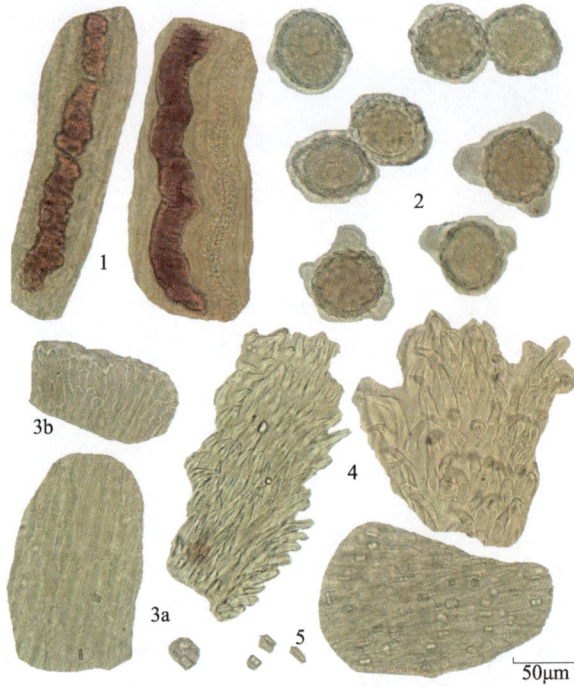

图 2 - 52　红花（*Carthamus tinctorius* 管状花）粉末

1. 管状分泌细胞；2. 花粉粒；3. 花冠裂片表皮细胞（a. 表面观；b. 顶端）；4. 花柱碎片；5. 草酸钙方晶

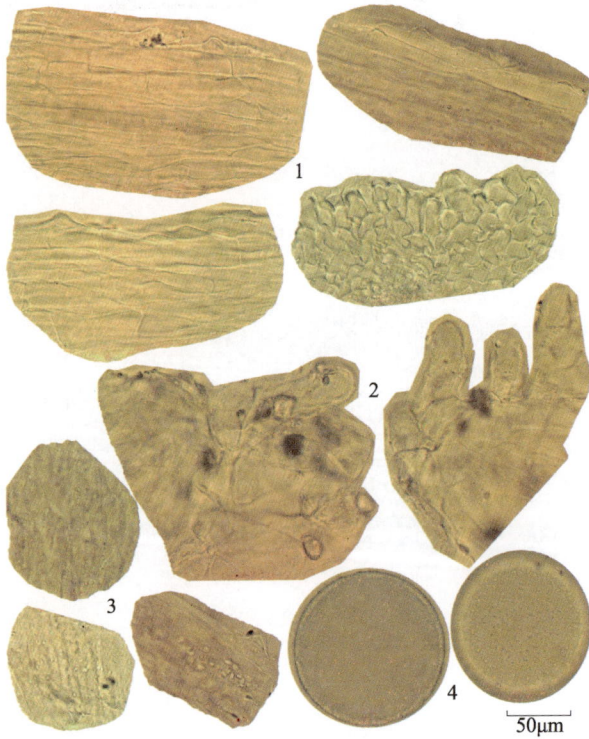

图 2 - 53　西红花（*Crocus sativus* 柱头）粉末

1. 表皮细胞；2. 柱头顶端表皮细胞；3. 草酸钙结晶；4. 花粉粒

叭状，置水液中无直线下降现象，水液被染成红色，有油滴或碘淀粉反应。花柱柱头顶端不呈齿状、镜检时无绒毛状表皮细胞及无西红花的花粉粒等均可区别于正品。

【实验作业】

1. 绘红花花粉粒及管状分泌细胞显微特征图。注明花粉粒的赤道面观、极面观；赤道轴和极轴并说明两者的长度。

2. 描述红花、西红花的性状及显微鉴别要点。

Experiment 10　Flowers—Identification of Carthami Flos and Croci Stigma

【Purposes】

1. Master the description and microscopical identification characters of Carthami Flos and Croci Stigma.

2. Know the microscopical differential points of flowers and the morphology of pollen grains.

【Materials】

1. The tubular flower without ovary from *Carthamus tinctorius* L. （Fam. Compositae）

2. The stigma of *Crocus sativus* L. （Fam. Iridaceae）

【Contents】

1. Observe and compare the description of Carthami Flos and Croci Stigma.

Pay attention to the medicinal part, shape and color of the two flowers. Macerate CarthamiFlos in water, the water is dyed into golden – yellow color; macerate Croci Stigma in water, the orange – yellow colour descends vertically and diffuses slowly, then the water is dyed into yellow color.

2. Observe and compare the microscopical characters of powders of Carthami Flos and Croci Stigma.

Take a small quantity of powders of Carthami Flos and Croci Stigma, prepare slides with chloral hydrate solution and observe under microscope after permeabilizing：

（1）Powder of Carthami Flos　Pay attention to secretory cells, pollen grains, crystals of calcium oxalate, epidermal cells of corolla, cells of pollen sac.

(2) Powder of Croci Stigma   Pay attention to epidermal cells, terminal epidermal cells of stigma and crystals of calcium oxalate.

【Guides】

Carthami Flos differed from Croci Stigma in plant origin and medicinal part. The former was the dried tubular flowers without ovaries of *Carthamus tinctorius* L. (Fam. Compositae), the latter was the dried stigma of *Crocus sativus* L. (Fam. Iridaceae).

1. Description

(1) Carthami Flos   The drug consisting of tubular flowers without ovaries, 1 ~ 2cm long. Externally reddish – yellow or red. Corolla tubes slender, 5 – lobed at the apex, the lobes narrowly belt – shaped, 5 ~ 8mm long. Stamens 5, anthers aggregated to a tube, yellowish – white. Stigma long cylindrical, slightly 2 – cleft. Texture pliable. Odour, slightly aromatic; taste, slightly bitter. (Fig. 2 – 50)

(2) Croci Stigma   Stigma linear, 3 – branched, about 3cm long, dark red, the upper part broader and slightly flattened, the margin of apex irregularly dentate, with a short slit at the inner side, sometimes a small piece of yellow style remained at the lower end. Texture light, lax and soft, without oily luster, brittle and easily broken after drying. Odour, characteristic, slightly irritant; taste, slightly bitter. (Fig. 2 – 51)

2. Powder

(1) Carthami Flos   Orange – yellow. The fragments of corolla, filament and stigma frequently visible. Long tubular secretory cells present, generally accompanied by vessels, up to 66μm in diameter, containing yellowish – brown to reddish – brown secretion. Pollen grains subrounded, elliptical or olivary, up to 60μm in diameter, with 3 germinal pores, exine dentate – spinose. Outer walls of terminal epidermal cells of corolla lobes projecting to be tomentellate. Upper epidermal cells of stigma and style differentiated into conical unicellular hairs, acuminate or slightly obtuse at the apex. Prisms of calcium oxalate occurring in parenchymatous cells, 2 ~ 6μm in diameter. (Fig. 2 – 52)

(2) Croci Stigma   Orange – red. Epidermal cells long strip – shaped in surface view, thin – walled, slightly sinuous, sometimes the outer walls protruding and showing papillae, with indistinct fine striations. Terminal epidermal cells of stigma papillated, 26 ~ 56μm in diameter, with sparse striation on surface. Crystals of calcium embedded in parenchymatous cells, granular, round – fascicled, fusiform of subsquare, 2 ~ 14μm in diameter. Pollen grains visible occasionally, colorless or pale yellow, spheroidal, 71 ~ 166 (~ 200)μm in diameter, exine with sparse spiny sculptures. (Fig. 2 – 53)

3. The following adulterations were usually found in the commercial Croci Stigma

（1）Dyed Nelumbinis Stamen and cut pieces of daylily, whole body in red. It showing lamellar or silk – shape (not trumpet – shape) in water, water dyed into red, and the red colour not descending vertically.

（2）Silk made from chemical pulp, covered with a layer of starch, dyed, and polished with oil. It not exhibiting trumpet – shape in water, oil droplets floating on the surface of water, easily broken, showing bluish – black on adding iodize solution.

（3）Dyed stamens of *Crocus sativus* or inferior Croci Stigma without crocin; strips of filaments and corollas; ligulate corollas of *Calendula officinalis*.

（4）Added Carthami Flos.

Considering the characters of the above adulterations, the identification of Carthami Flos should emphasize on its characteristic aromatic odor and slightly bitter taste. Additionally, macerate the flower in water, the water is dyed into golden – yellow. The orange – yellow colour descends vertically and diffuses slowly, then the water is dyed into yellow. There are no sediments, no oil droplets, and the stigmas show trumpet – shape.

Observed under microscope, the apex of stigma irregularly dentate, epidermal cells tomentellate, remained pollen grains spheroidal, up to $200\mu m$ in diameter, exine with sparse spiny sculptures. While the fakes not exhibiting trumpet – shape, water dyed into red, and the red colour not descending vertically, oil droplets visible, showing positive iodize – starch reaction. Observed under microscope, dentate slits, tomentellate epidermal cells and pollen grains invisible.

【Assignments】

1. Draw diagrams of pollen grains and tubular secretory cells of Carthami Flos, mark equator view and polar view of pollen grains, and determine the length of equator axis and polar axis.

2. Describe the description and microscopical differential points between Carthami Flos and Croci Stigma.

实验十一 果实类药材——枸杞子、陈皮的鉴定

【实验目的】

1. 掌握枸杞子、陈皮的性状及显微鉴别特征。

2. 了解果实类药材的基本构造及显微鉴别要点。

【实验材料】

1. 枸杞子（*Lycium barbarum* L. 果实）药材标本、陈皮（*Citrus reticulata* Blanco 果皮）药材标本。

2. 枸杞子（果实）横切面永久片及粉末。

3. 陈皮（果皮）横切面永久片及粉末。

【实验内容】

1. 观察枸杞子、陈皮的药材性状。

2. 观察枸杞子横切面组织切片及粉末。

果皮与种皮是果实类药材鉴别的要点，注意果皮及种皮的组织构造，横切面观及表面观细胞形态特征。

3. 观察陈皮横切面组织切片及粉末。

注意陈皮中所含油室、结晶等特征，果皮横切面及表面观特征。

【实验指导】

1. 枸杞子的鉴定

（1）性状　果实呈类纺锤形或椭圆形，略扁，长 6～20mm，直径 3～10mm。表面红色或暗红色，顶端有小凸起状的花柱痕，基部有白色的果柄痕。果皮柔软，皱缩；果肉肉质，柔润。种子 20～50 粒，类肾形，扁而，长 1.5～1.9mm，宽 1～1.7mm，表面浅黄色或棕黄色。气微，味甜。

（2）果皮横切面　外果皮细胞 1 列，切向壁增厚，非木化或微木化，外被角质层，外缘呈细齿状。中果皮为 10 余列细胞，含众多橙红色色素颗粒，有的含草酸钙砂晶；维管束双韧型，多数，环列，导管少而小。内果皮细胞 1 列，类圆形或稍呈切向延长，排列成微波状。在果实的横隔及中轴胎座的薄壁组织中，散有维管束，有的维管束导管数目较多。（图 2 - 54，2 - 55）

（3）粉末　黄橙色或红棕色。外果皮表皮细胞表面观呈类多角形或长多角形，平直或细波状弯曲，外平周壁表面有平行的角质条纹。中果皮薄壁细胞呈类多角形，壁薄，胞腔内含橙红色或红棕色球形颗粒。种皮石细胞表面观不规则多角形，壁厚，波状弯曲，层纹清晰。（图 2 - 56）

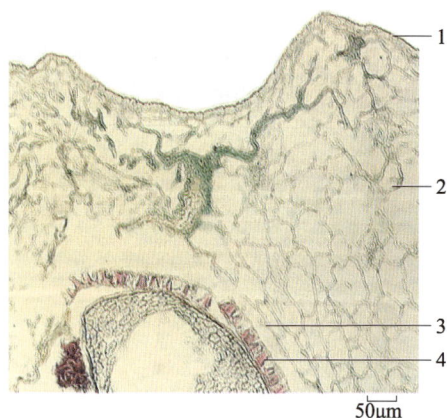

图 2 - 54　枸杞子（*Lycium barbarum* 果实）横切面

1. 外果皮；2. 中果皮；3. 内果皮；4. 种子（种皮）

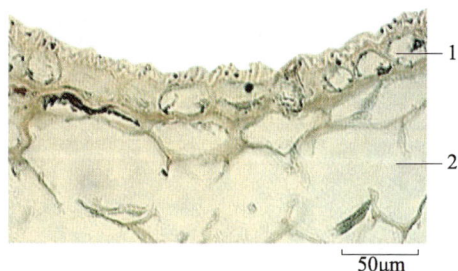

图 2 - 55　枸杞子局部组织放大，示外果皮细胞

1. 外果皮（示角质层外缘呈细齿状）；2. 中果皮

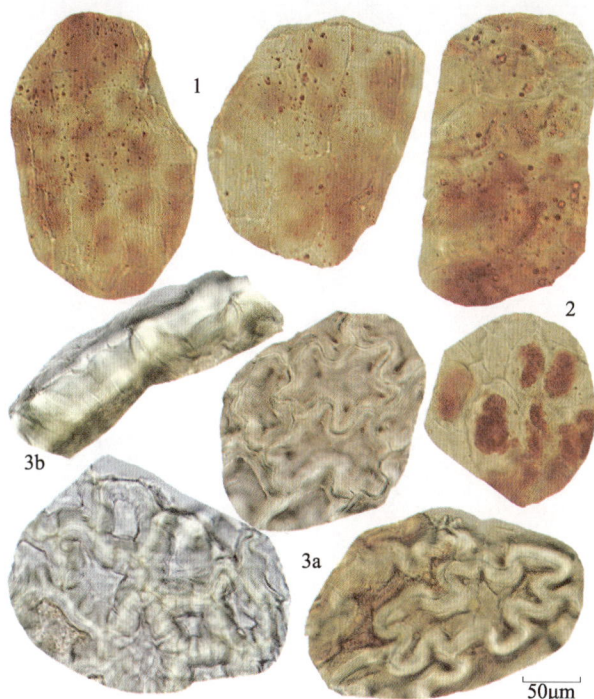

图 2-56　枸杞子（*Lycium barbarum* 果实）粉末

1. 外果皮表皮细胞；2. 中果皮薄壁细胞；3. 种皮石细胞（a. 表面观；b. 断面观）

《中国药典》收载枸杞子为茄科植物宁夏枸杞 *Lycium barbarum* L. 干燥成熟的果实。据调查同属多种植物的果实如：北方枸杞 *L. chinense* var. *potaninii* 果实在河北廊坊、石家庄、大城，静海枸杞 *L. barbarum* cv. *tianjinense* 果实在天津、河北大城、蓟县等地区亦作为枸杞子入药。北方枸杞与静海枸杞的果皮横切面组织与宁夏枸杞的果皮横切面组织有明显区别，前两者的果皮横隔维管束在 10 个以下，后者的果皮横隔维管束在 10 个以上。

2. 陈皮的鉴定

（1）性状　药材分为"陈皮"和"广陈皮"。

陈皮：常剥成数瓣，基部相连，有的呈不规则的片状，厚 1~4mm。外表面橙红色或红棕色，有细皱纹及众多凹下的细点状油室；内表面淡黄白色，粗糙，附黄白色或黄棕色筋络状维管束。质稍硬而脆。气香，味辛、苦。

广陈皮：常 3 瓣相连，形状整齐，厚度均匀，约 1mm。果皮点状油室较大，对光照视，透明清晰。质较柔软。

（2）果皮横切面　外果皮表皮为 1 列细小的类方形细胞，外被角质层，有气孔；其下数列薄壁组织散布 1~2 列油室，油室圆形或椭圆形。中果皮细胞不规则形，壁不均匀增厚，细胞间隙大；维管束外韧型，纵横散布。薄壁细胞含草酸钙方晶，以近表皮的数列细胞为多，有的含橙皮苷结晶。（图 2-57）

（3）粉末　黄白色至黄棕色。中果皮薄壁组织众多，细胞形状不规则，壁不均匀增厚，有的成连珠状。果皮表皮细胞表面观多角形、类方形或长方形，垂周壁稍厚，气孔类圆形，直径 18~26μm，副卫细胞不清晰；侧面观外被角质层，靠外方的径向壁

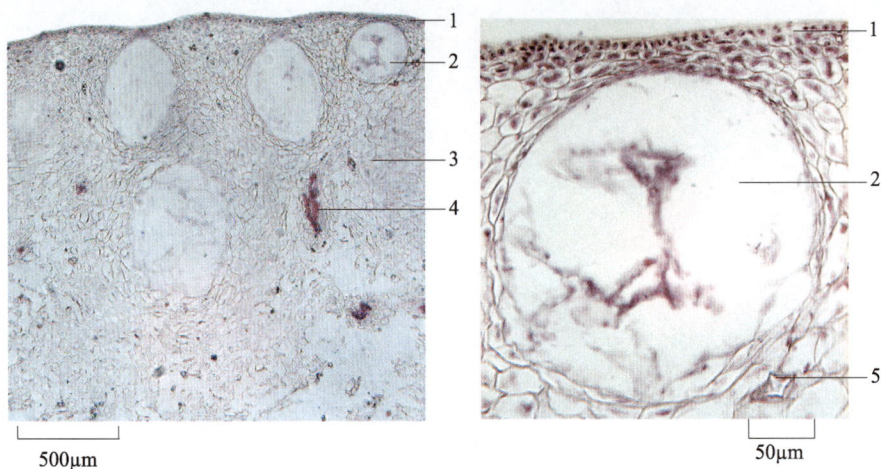

图 2-57 陈皮（*Citrus reticulata* 果皮）横切面

1. 外果皮表皮；2. 油室；3. 中果皮；4. 维管束；5. 草酸钙方晶

增厚。草酸钙方晶成片存在于中果皮薄壁细胞中，呈多面体形、菱形或双锥形，直径 $3 \sim 34 \mu m$，长 $5 \sim 53 \mu m$，有的一个细胞内含有由两个多面体构成的平行双晶或 $3 \sim 5$ 个方晶。橙皮苷结晶大多存在于薄壁细胞中，黄色或无色，呈类圆形或无定形团块，有的可见放射状条纹。螺纹导管、孔纹导管和网纹导管及管胞较小。（图 2-58）

【实验作业】

1. 简述枸杞子果皮组织构造及粉末特征，并绘种皮石细胞特征图。

2. 简述陈皮果皮组织构造及粉末特征，并绘陈皮果皮表皮细胞及中果皮细胞特征图。

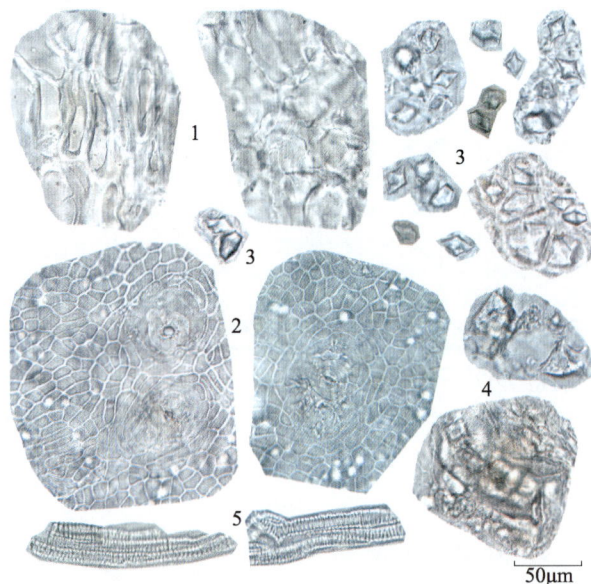

图 2-58 陈皮（*Citrus reticulata* 果皮）粉末

1. 中果皮细胞；2. 果皮表皮细胞；3. 草酸钙方晶；4. 橙皮苷结晶；5. 导管

Experiment 11　Fruits—Identification of Lycii Fructus and Citri Reticulate Pericarpium

【Purposes】

1. Master the description and microscopical characters of Lycii Fructus and Citri Reticulate Pericarpium.

2. Know the fundamental structure and microscopical differential points of fruits.

【Materials】

1. Reference crude drugs of fruit of *Lycium barbarum* L. and pericarp of fruit of *Citrus reticulata* Blanco.

2. Slide of transverse section and powder of Lycii Fructus.

3. Slide of transverse section and powder of Citri Reticulate Pericarpium.

【Contents】

1. Observe description of Lycii Fructus and Citri Reticulate Pericarpium.

2. Observe slide of transverse section and powder of Lycii Fructus.

The characters of pericarp and seed coat are the most important differential points, consequently, their structures and morphological characters in transverse and surface view should be placed emphasis on.

3. Observe slide of transverse section and powder of Citri Reticulate Pericarpium.

Pay attention to the oil cavities and crystals, characters in transverse and surface view.

【Guides】

1. Identification of Lycii Fructus

(1) Description　Subfusiform or ellipsoid, 6 ~ 20 mm long, 3 ~ 10 mm in diameter. Externally scarlet or dark red, marked with a protrudent style scar at the apex, and a white fruit stalk scar at the base. Pericarp pliable and shrunken, sarcocarp fleshy, soft and viscous. Seeds 20 ~ 50, subreniform, flat and bent upward, 1.5 ~ 1.9 mm long, 1 ~ 1.7 mm wide, pale yellow or brownish – yellow on surface. O-

dour, slight; taste, sweet.

(2) Transverse section of pericarp   Exocarp consisting of 1 row of epidermal cells, with thickened tangential walls, lignified or slightly lignified, covered with cuticle, outer margins dentate. Mesocarp of 10 rows of cells, containing numerous orange – red pigment granules, some containing sandy crystals of calcium oxalate; bicollateral bundles numerous, arranged in a ring, vessels few and small. Endocarp consisting of 1 layer of cells, subrounded or tangentially extended, wavy curved. The parenchyma of transverse septa and axile placenta scattered with vascular bundles, some bundles with numerous vessels. (Fig. 2 – 54, 2 – 55)

(3) Powder   Yellowish – orange or reddish – brown. Epidermal cells of pericarp polygonal or elongated – polygonal in surface view, straight or wave – curved, with cuticle striations. Parenchymatous cells of mesocarp subpolygonal, lumina containing orangish – red or reddish – brownspheroidal granules. Stone cells of testa irregular polygonal, walls thickened, wave – curved, striations distinct. (Fig. 2 – 56)

Lycii Fructus, documented in China Pharmacopeia , is the dried ripe fruit of *Lycium barbarum* L. (Fam. Solanaceae) . A survey on *Lycium* species disclosed that the fruits of *L. chinense* var. *potaninii* and *L. barbarum* cv. *tianjinense* were used as Lycii Fructus respectively in Langfang, Shijiazhuang, Dacheng, and in Dacheng, Jixian of Hebei province. However, the adulterants differed obviously with the genuine drug in the structure of pericarp, the two formers have less than 10 vascular bundles in pericarp, while the latter has more than 10 vascular bundles.

2. Identification of Citri Reticulate Pericarpium

(1) Description   The crude drug is subdivided into two classes, known as "Chenpi" and "Guang Chenpi", respectively.

Chenpi   Often peeled in several lobes connecting at the base, or in irregular slides, 1 ~ 4mm thick. Outer surface orange – red to reddish – brown, with fine wrinkles and sunken oil cavity spots; inner surface pale yellowish – white, rough, bearing yellowish – white or yellowish – brown vein – like vascular bundles. Texture slightly hard and fragile. Odour, aromatic; taste, pungent and bitter.

Guang Chenpi   Often in three lobes connected at the base, regular in shape and even in thickness, about 1mm thick. The sunken oil cavity spots relatively large, transparent when observed against light. Texture slightly soft.

(2) Transverse section of pericarp   Exocarp consisting of 1 row of small and subrounded epidermal cells, covered with cuticle, stomata visible; several rows of parenchymatous cells located below the epidermis, scattered with 1 ~ 2 layers of oid cavities, rounded or elliptical. Mesocarp of irregular cells, unevenly walled, with large intercellular space; vascular bundles collateral, longitudinally and transversely

scattered. Parenchymatous cells containing prisms of of calcium oxalate, those cells neighbouring with epidermis containing more prisms, and some cells with crystals of hesperidin. (Fig. 2 – 57)

(3) Powder　Yellowish – white to yellowish – brown. Parenchymatous cells of mesocarp numerous, cells irregular, with unevenly thickened walls, sometimes beaded. Epidermal cells of pericarp polygonal, subsquare or rectangular in surface view, anticlinal walls thickened, stomata subrounded, $18 \sim 26 \mu m$ in diameter, subsidiary cells indistinct; covered with cuticle in lateral view and the outer radial wall thickened. Numerous prisms of calcium oxalate occurring in parenchymatous cells of mesocarp, polygonal, rhombic or biconical, $3 \sim 34 \mu m$ in diameter, $5 \sim 53 \mu m$ long; sometimes two parallel polygonal crystals or $3 \sim 5$ prisms occurring in a cell. Crystals of hesperidin mostly present in parenchymatous cells, yellow or colourless, in spheroid or amorphous masses, some crystals with radial striations. Spiral, pitted and reticulated vessels and tracheids small. (Fig. 2 – 58)

【Assignments】

1. Describe the microscopical characters of structure of pericarp of Lycii Fructus and its powder, draw diagram of stone cells of testa.

2. Describe the microscopical characters of structure of pericarp of Citri Reticulatae Pericarpium and its powder, draw diagrams of epidermal cells of pericarp and cells of mesocarp.

实验十二　种子类药材——砂仁类的鉴定

【实验目的】

1. 掌握砂仁、建砂仁的性状及显微鉴别特征。

2. 了解种子类药材的基本构造及显微鉴别要点。

【实验材料】

1. 姜科植物阳春砂（*Amomum villosum*）的种子团，药材名砂仁、春砂仁；砂仁种子横切面永久片或徒手切制横切面片及其粉末。

2. 姜科植物山姜（*Alpinia japonica*）的种子团，药材名建砂仁；建砂仁种子的横切面永久片或徒手切制横切面片及其粉末。

【实验内容】

1. 观察比较砂仁、建砂仁的性状。

注意：种子的形状、脐点、合点、种脊；假种皮；外胚乳、内胚乳；气味等。

2. 观察比较砂仁、建砂仁的组织构造及粉末特征。

（1）横切面组织　一般取种子中部，选择与种脊相垂直方向的切片。注意种皮的组织构造，包括种皮表皮的形状、壁的厚薄，下皮细胞的层数及其内含物，油细胞层数及其分布，内种皮细胞壁的厚度及内含物等。

（2）粉末　注意种皮表皮细胞及内种皮厚壁细胞的大小（长、宽），下皮细胞所含色素的颜色等属间及种间鉴别要点。

【实验指导】

据调查全国作砂仁入药的有姜科豆蔻属（*Amomum*）15 种和山姜属（*Alpinia*）25 种等多种植物的种子团。中国药典收载的砂仁为阳春砂（*Amomum villosum*）、绿壳砂仁（*A. villosum* var. *xanthioides*）以及海南砂仁（*A. logiligulare*）等三种姜科植物的干燥成熟果实。由于商品药材中出现同科两个属中的多种植物的种子团，故显微鉴定时必须注意种间的鉴别点。

1. **性状**

（1）砂仁　果实呈椭圆形或卵圆形，有不明显的三棱，长 1.5～2cm，直径 1～1.5cm；表面棕褐色，密生刺状突起，顶端有花被残基，基部常有果梗；果皮薄而软。种子集结成团，具三钝棱，中有白色隔膜，将种子团分成 3 瓣，每瓣有种子 5～26 粒。种子为不规则多面体，直径 2～3mm；表面棕红色或暗褐色，有细皱纹，外被淡棕色膜质假种皮；质硬，胚乳灰白色。气芳香而浓烈，味辛凉、微苦。

（2）建砂仁　果实呈椭圆形，长 2cm 以上，易破碎，残留棕黄色或黄白色果皮，果皮薄而光滑，外被短柔毛。种子团纺锤形，长椭圆形、卵圆形或类圆形，长 0.5～1.8cm，直径 0.6～1cm，隔膜膜质，黄白色或黄棕色，每室含种子 2～9 粒。种子长 2～5mm，直径 2～4mm，表面灰黄色或棕褐色，外被膜质假种皮。气微香，味辛辣。

2. **横切面组织**

（1）砂仁种子横切面　假种皮有时残存。种皮表皮细胞 1 列，径向延长，壁稍厚；下皮细胞 1 列，含棕色或红棕色物。油细胞层为 1 列油细胞，长 76～106μm，宽 16～25μm，含黄色油滴。色素层为数列棕色细胞，细胞多角形，排列不规则。内种皮为 1 列栅状厚壁细胞，黄棕色，内壁及侧壁较厚，细胞腔小，内含硅质块。外胚乳细胞含淀粉粒，并有少数细小草酸钙方晶。内胚乳细胞含细小糊粉粒及脂肪油滴。（图 2-59，2-60）

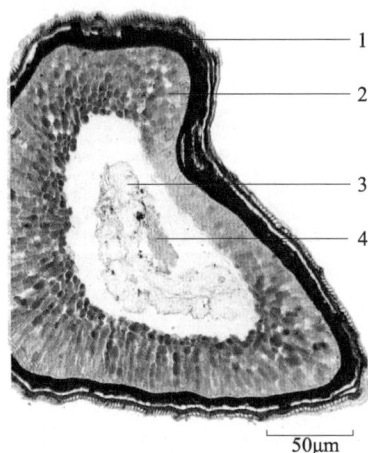

图 2-59　砂仁（*Amomum villosum* 种子）横切面
1. 种皮；2. 外胚乳；3. 内胚乳；4. 胚

（2）建砂仁种子横切面　与砂仁的主要区别：下皮细胞2层，外层细胞含色素；色素层细胞至6层，油细胞间断排列于色素层；内种皮厚壁细胞径向长至124μm。（图2-61）

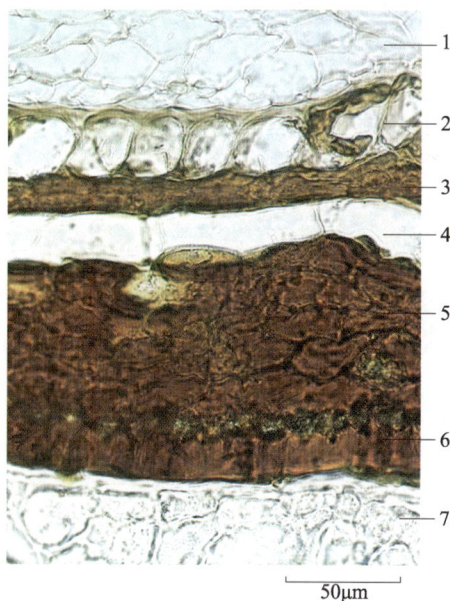

图2-60　砂仁种子局部组织放大

1. 假种皮层；2. 种皮表皮细胞层；3. 皮细胞层；4. 油细胞层；5. 色素层；6. 内种皮厚壁细胞层；7. 外胚乳

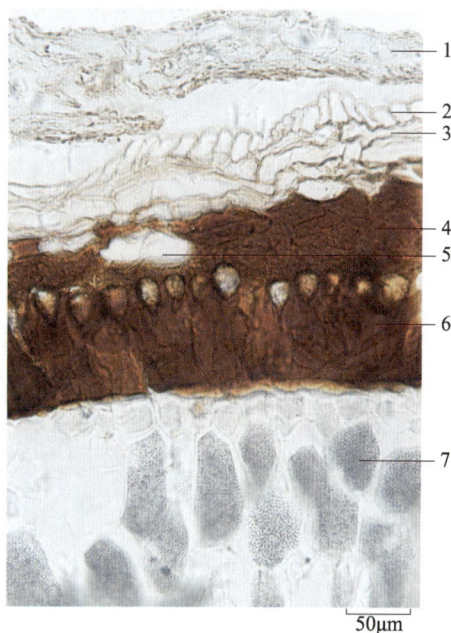

图2-61　建砂仁（*Alpinia japonica* 种子）横切面

1. 假种皮层；2. 种皮表皮细胞层；3. 下皮细胞层；4. 色素层；5. 油细胞；6. 内种皮厚壁细胞层；7. 外胚乳

3. 粉末

（1）砂仁　灰棕色。内种皮厚壁细胞红棕色或黄棕色，表面观多角形，壁厚，非木化，胞腔内含硅质块；断面观为1列栅状细胞，内壁及侧壁极厚，腔胞偏外侧，内含硅质块。种皮表皮细胞淡黄色，表面观长条形，常与下皮细胞上下层垂直排列；下皮细胞含棕色或红棕色物。色素层细胞皱缩，界限不清楚，含红棕色或深棕色物。外胚乳细胞类长方形或不规则形，充满细小淀粉粒集结成的淀粉团，有的包埋有细小草酸钙方晶。内胚乳细胞含细小糊粉粒及脂肪油滴。油细胞无色，壁薄，偶见油滴散在。（图2-62）

（2）建砂仁　注意油细胞的分布，下皮细胞的层数及内含物，内种皮厚壁细胞断面观的形状、大小及壁厚等。

【实验作业】

1. 绘制砂仁横切面简图，描述砂仁及建砂仁组织鉴别特征。

2. 绘制砂仁和建砂仁内种皮厚壁细胞断面观鉴别特征图，描述两者油细胞分布状况。

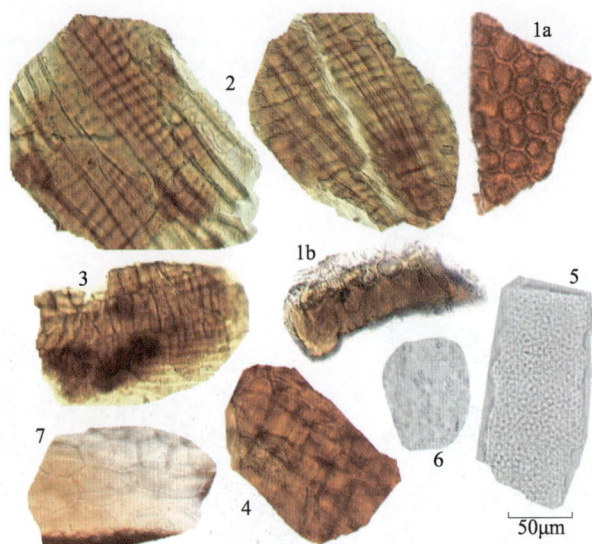

图 2 - 62　砂仁（*Amomum villosu m* 种子）粉末

1. 内种皮厚壁细胞（a. 表面观；b. 断面观）；2. 种皮表皮细胞；3. 下皮细胞；
4. 色素细胞；5. 外胚乳细胞及淀粉粒；6. 胚乳细胞；7. 油细胞

Experiment 12　Seeds—Identification of Amomi Fructus

【Purposes】

1. Master the description and microscopical characters of Amomi Fructus (Sharen and Jian Sharen).

2. Know the fundamental structure and microscopical differential points of seeds.

【Materials】

1. Masses of seeds from *Amomum villosum* Lour. （Fam. Zingiberaceae）, commonly known as Sharen or Chunsharen; permanent or bare – hand transverse section of seeds; powder of seeds.

2. Masses of seeds from *Alpinia japonica* Lour. （Fam. Zingiberaceae）, commonly known as Jian Sharen; permanent or bare – hand transverse section of seed; powder of seeds.

【Contents】

1. Observe and compare the description of Sharen and Jian Sharen.

Pay attention to the shape, hilum, chalaza, rhaphe, aril, perisperm, endo-sperm, odor, taste.

2. Observe and compare the characters of structure and powder of Sharen and Jian Sharen.

（1）Structure of transverse section　Usually prepare the slide of transverse section at the central part of the seed, vertically with the rhaphe. Pay attention to the structure of testa, including shape of epidermal cells, thickness of walls, layers and contents of hypodermal cells, layers and distribution of oil cells, thickness and contents of endotesta.

（2）Powder　Take notice of size（length and width）of epidermal cells of testa and wall – thickened cells of endotesta, as well as the color of pigment in hypodermal cells.

【Guides】

A nation – wide source survey indicated that the masses of seeds from 15 *Amomum* species and 25 *Alpinia* species were medically used with the name of Sharen. Recorded in China Pharmacopoeia, Amomi Fructus is the dried ripe fruit of *Amomum villosum* Lour. , *A. villosum* var. x*anthioides* T. L. Wu et Senjen and *A. logiligulare* T. L. Wu, and masses of seeds are medically used. As the commercial Sharen drugs consisted of several species from two genera in Zingiberaceae, the differential points of interspecies must be paid attention to.

1. Description

（1）Fruit of *Amomum villosum*（Sharen）　Fruit ellipsoidal or ovoid, indistinctly 3 – ridged, 1. 5 ~ 2cm long, 1 ~ 1. 5cm in diameter. Externally brown, densely covered with spiny protrudings, apex with remains of perianth, and base often bearing a fruit stalk. Pericarp thin and soft. Seeds agglutinated into a mass, 3 – ridged obtusely, divided into 3 groups by white septa, and each group containing 5 ~ 26 seeds. Seeds brownish – red or dark brown, finely wrinkled, covered with pale brown membranous aril; texture hard, endosperm grayish – white. Odour, strongly aromatic; taste, pungent, cool and slightly bitter.

（2）Fruit of *Alpinia japonica*（Jian Sharen）　Fruit ellipsoidal, up to 2cm long, easily broken, usually remaining brownish – yellow or yellowish – white pericarp, the pericarp thin, smooth, covered with short pubescences. Masses of seeds fusiform, long – ellipsoidal, ovoid or subrounded, 0. 5 ~ 1. 8cm long, 0. 6 ~ 1cm in diameter, septa membranous, yellowish – white or yellowish – brown, each goup containing 2 ~ 9 seeds. Seeds 2 ~ 5mm long, 2 ~ 4mm in diameter, surface grayish – yellow or brown, covered with membranous aril. Odour, slightly aromatic; taste, pungent.

2. Structure of transverse section

（1） Seed of *Amomum villosum* （Sharen） Sometimes remains of aril present. Epidermal cells of testa 1 row, radially elongated, slightly thick – walled; hypodermal cells 1 row, containing brown or reddish – brown contents. Oil cells in 1 row, $76 \sim 106 \mu m$ long, $16 \sim 25 \mu m$ wide, containing yellow oil droplets. Pigment layer consisting of several rows of brown cells, polygonal, and irregularly arranged. Endotesta consisting of 1 row of palisade – like thick – walled cells, yellowish – brown, small, with heavily thickened inner and lateral walls, containing a silica body. Cells of perisperm containing starch granules and a few fine prisms of calcium oxalate. Cells of endosperm containing small aleurone grains and fatty oil droplets. （Fig. 2 – 59, 2 – 60）

（2） Seed of *Alpinia japonica* （Jian Sharen） The main differences lied in: hypodermal cells 2 rows, and cells of the outer row containing pigments; pigment layer consisting of up to 6 rows of cells, oil cells arranged interrupted; radial walls of thick – walled cells of endotesta thickened up to $124 \mu m$. （Fig. 2 – 61）

3. Powder

（1） Seed of *Amomum villosum* （Sharen） Greyish – brown. Thick – walled cells of endotesta reddish – brown or yellow – brown, polygonal in surface view, with thickened and non – lignified walls, lumen containing a silica body; showing 1 row of palisade cells in section view with heavily thickened inner and lateral walls, lumen inclined to the outer side and containing a silica body. Epidermal cells of testa pale yellow, stripe – shaped in surface view, usually vertically arranged with hypodermal cells in an upper and lower layered pattern; hypodermal cells containing reddish – brown or dark brown contents. Cells of pigment layer shriveled with indistinct boarder, containing reddish – brown or dark brown contents. Cells of perisperm sub-rectangular or irregular, filled with starch masses formed by aggregation of small starch granules, some containing small prisms of calcium oxalate. Cells of endosperm containing minute aleurone grains and fatty oil droplets. Oil cells colourless, thin – walled and scattered with oil droplets occasionally. （Fig. 2 – 62）

（2） Seed of *Alpinia japonica* （Jian Sharen） Pay attention to the distribution of oil cells, rows and contents of hypodermal cells, shape, size and thickness of walls of thick – walled cells of endotesta in section view.

【Assignments】

1. Draw the diagram of transverse section of Sharen, describe the identification characters of Sharen and Jian Sharen.

2. Draw the diagrams of thick – walled cells of endotesta of Sharen and Jian Sharen, describe the distribution patterns of oil cells.

实验十三 全草类药材（一）——穿心莲的鉴定

【实验目的】

1. 掌握穿心莲的性状及显微鉴别特征。

2. 了解全草类药材的显微鉴定方法及鉴别要点。

【实验材料】

1. 穿心莲［*Andrographis paniculata*（Burm. f.）Nees 地上部分］药材标本。

2. 穿心莲茎及叶的横切面组织切片；穿心莲的叶片。

【实验内容】

1. 观察穿心莲的药材性状。

2. 观察穿心莲茎横切面组织切片。

3. 观察穿心莲叶横切面组织切片，并制穿心莲叶表面片，观察叶表面特征。

【实验指导】

穿心莲为爵床科植物穿心莲 *Andrographis paniculata*（Burm. f.）Nees 的干燥地上部分。

1. **性状** 本品茎呈方形，多分枝，长 50～70cm，节稍膨大；质脆，易折断。单叶对生，叶柄短或近无柄；叶片皱缩、破碎，完整者展开呈披针形或卵状披针形，长 3～12cm，宽 2～5cm，先端渐尖，基部楔形下延，全缘或波状，上表面深绿色，下表面灰绿色，两面光滑。气微，味极苦。

2. **茎横切面组织** 呈方形，四棱角外突明显。表皮细胞长方形或类圆形，外壁稍厚，角质化；有的细胞内含碳酸钙结晶（钟乳体）；腺鳞及气孔可见。皮层甚薄，细胞切向延长，含叶绿体；外侧有厚角组织，于角隅处较多；内皮层明显。韧皮部外侧有纤维。木质部发达，导管散生，木纤维多，木射线细胞 1 列，内含淀粉粒。髓部薄壁细胞排列疏松，环髓部位有的细胞含钟乳体。（图 2－63，2－64）

3. **叶横切面组织** 上表皮细胞类方形或长方形，下表皮细胞较小，上、下表皮均有含圆形、长椭圆形或棒状钟乳体的晶细胞，并有腺鳞，有的可见非腺毛。栅栏组织为 1～2 列细胞，贯穿于主脉上方；海绵组织细胞排列疏松。主脉维管束外韧型，呈凹槽状，木质部上方亦有晶细胞。（图 2－65，2－66）

4. **叶表面片** 上下表皮均有增大的晶细胞，内含大型螺状钟乳体，钟乳体直径约至 36μm，长约至 180μm，较大端有脐样点痕，层纹波状。下表皮气孔密布，直轴式，副卫细胞大小悬殊，也有不定式。腺鳞头部扁球形，4、6（8）细胞，直径至 40μm，柄极短。非腺毛 1～4 细胞，长约至 160μm，基部直径约至 40μm，表面有角质纹理。（图 2－67）

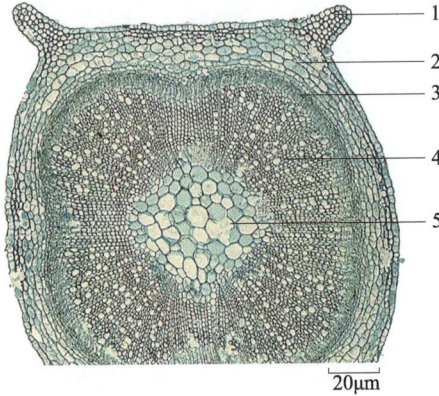

图 2 – 63　穿心莲（*Andrographis paniculata* 地
上部分）茎横切面

1. 棱角；2. 皮层；3. 韧皮部；4. 木质部；5. 髓

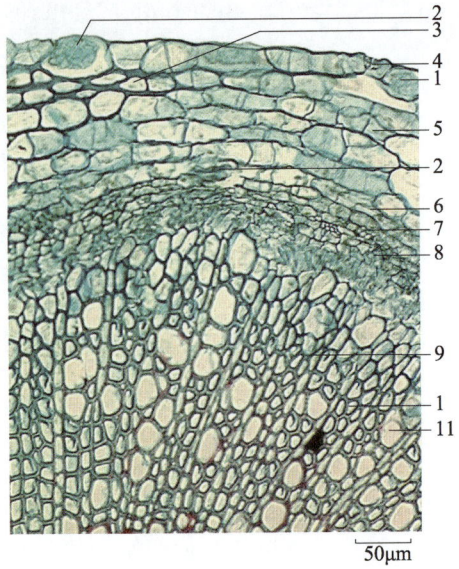

图 2 – 64　穿心莲茎局部组织放大

1. 表皮细胞；2. 钟乳体；3. 厚角组织；4. 气孔；
5. 皮层；6. 内皮层；7. 纤维；8. 韧皮部；9. 木射
线；10. 木纤维；11. 导管

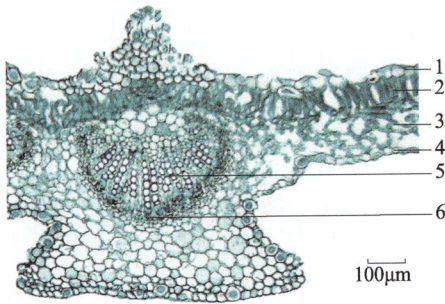

图 2 – 65　穿心莲（*Andrographis paniculata* 地
上部分）叶横切面

1. 上表皮；2. 栅栏组织；3. 海绵组织；4. 下表皮；
5. 木质部；6. 韧皮部

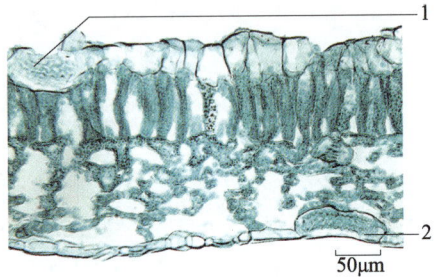

图 2 – 66　叶片局部组织放大，示晶细胞

1. 上表皮晶细胞；2. 下表皮晶细胞

【实验作业】

1. 简述穿心莲茎、叶横切面组织构造的特点，并绘组织简图。

2. 绘穿心莲叶表皮细胞特征图，并描述鉴别特征。

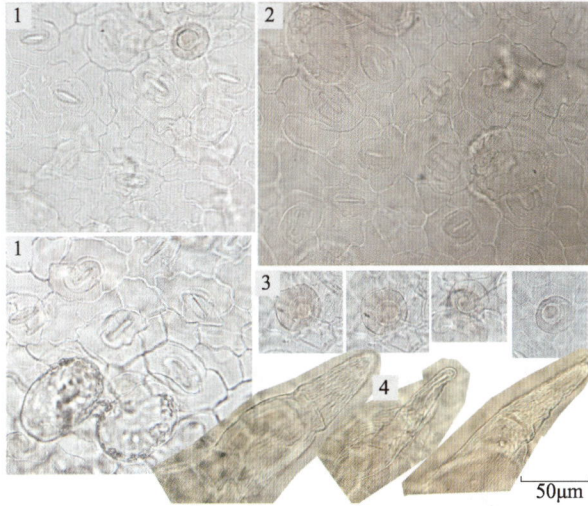

图 2 - 67 穿心莲（*Andrographis paniculata* 地上部分）叶表面观
1. 上表皮；2. 下表皮；3. 腺鳞；4. 非腺毛

Experiment 13 Herbs（Ⅰ）—Identification of Andrographis Herba

【**Purposes**】

1. Master the description and microscopical characters of Andrographis Herba.

2. Know the microscopical identification methods and microscopical differential points of herbs.

【**Materials**】

1. Reference crude drug of Andrographis Herba.

2. Slides of transverse section of stem and leaf of *A. paniculata*; leaf of herb.

【**Contents**】

1. Observe the description of Andrographis Herba.

2. Observe the transverse section of stem of *A. paniculata*.

3. Observe the transverse section of leaf of *A. paniculata*, prepare slide of leaf surface and observe the characters in surface view.

【**Guides**】

Andrographis Herba is the dried aerial part of *Andrographis paniculata*（Burm.

f.) Nees (Fam. Acanthaceae).

1. Description　Stem square and frequently branched, 50 ~ 70cm long, nodes slightly swollen; texture fragile, easily broken. Leaves simple, opposite, short petioled or nearly sessile; lamina crumpled and easily broken, when whole, lanceolate or ovate – lanceolate, 3 ~ 12cm long, 2 ~ 5cm wide, with acuminate apex and cuneate – decurrent base, margin entire or undulate; the upper surface green, the lower surface grayish – green, glabrous on both surface. Odour, slight; taste, extremely bitter.

2. Structure of transverse section of stem　In square shape, the four edges obviously protruding outside. Epidermal cells rectangular or subrounded, outer walls slightly thickened, keratinized; some cells containing crystals of calcium carbonate (cystoliths); glandular scales and non – glandular hairs visible. Cortex relatively thin, cells elongated tangentially, containing chloroplastid; collenchyma occurring at the outside of cortex, more frequent at the edges; endodermis distinct.　Fibers present at the outside of phloem. Xylem developed, vessels scattered, wood fibers numerous, wood rays of 1 row of cells, containing starch granules. Parenchymatous cells of pith arranged loosely, some cells around the pith containing cystoliths. (Fig. 2 – 63, 2 – 64)

3. Structure of transverse section of leaf　Upper epidermal cells subsquare or rectangular, lower epidermal cells relatively small, both surfaces with crystal cells containing rounded, long – elliptical or clavate cystoliths. Glandular scales and sometimes non – glandular hairs visible. Palisade 1 ~ 2 layers of cells, across the upper part of midrib; spongy cells arranged loosely. Vascular bundles of midrib collateral and grooved, crystal cells occurring above the xylem. (Fig. 2 – 65, 2 – 66)

4. Leaf surface　Enlarged crystal cells occurring in the upper and lower epidermis, containing large conchoidal cystoliths, up to 36μm in diameter and 180μm long, with a hilum – shaped scar in the large end, concentric striations wavy. Stomata more frequent on the lower epidermis, diacytic, sometimes anomocytic, subsidiary cells significantly varying in size. Head of glandular scales oblate, 4, 6 (8) – celled, up to 40μm in diameter, stalk very short. Nonglandular hairs 1 ~ 4 celled, up to 160μm long and 40μm in diameter, with cuticular striation on the surface. (Fig. 2 – 67)

【Assignments】

1. Describe the microscopical characters of transverse section of stem and leaf of *A. paniculata*, and draw the diagrams.

2. Draw the diagram of epidermal cells of *A. paniculata*, and describe the iden-

tification characters.

实验十四 全草类药材（二）——商品藿香药材的鉴定

【实验目的】
1. 掌握藿香类药材的性状及显微鉴别特征。
2. 了解商品药材的鉴别方法。

【实验材料】
藿香商品药材及粉末。

【实验内容】
1. 观察市场所购藿香药材性状。
2. 做茎的徒手切片，观察茎的横切面组织。
3. 观察商品藿香药材粉末特征。
4. 根据性状及显微特征，判别其属于何种藿香。

【实验指导】
藿香为常用中药，药用干燥地上部分。广藿香 *Pogostemon cablin*（Blanco）Benth.，主产于广东、海南；藿香 *Agastache rugosa*（Fischer et Meyer）O. Kunize 主产于四川、江苏、浙江、湖南、辽宁、云南等地。二者作为藿香药用，均已有很长历史，习惯认为广藿香的品质较好。

1. 性状
（1）广藿香　本品茎略呈方柱形，多分枝，枝条稍曲折，长 30~60cm，直径 0.2~0.7cm；表面被柔毛；质脆，易折断，断面中部有髓；老茎类圆柱形，直径 1~1.2cm，被灰褐色栓皮。叶对生，皱缩成团，展平后叶片呈卵形或椭圆形，长 4~9cm，宽 3~7cm；两面均被灰白色茸毛；先端短尖或钝圆，基部楔形或钝圆，边缘具大小不规则的钝齿；叶柄细，长 2~5cm，被柔毛。气香特异，味微苦。

（2）藿香　本品茎呈方柱形，直径达 0.5cm，四角有棱脊，表面暗棕色，有纵纹；质轻脆，折断面纤维性，中空。叶少，水浸展平后呈卵形或三角状卵形，长 3.5~12.5cm，宽 2~9.5cm，下表面毛多，上表面密布圆形褐色腺点；叶柄长 1.5~6cm。气微香，味有辛凉感。

2. 横切面组织
（1）广藿香茎横切面　类方形。表皮为 1 列扁平长方形或类多角形细胞，排列不整齐；表皮下木栓层细胞 3~5 列。皮层薄壁细胞含草酸钙针晶，具间隙腺毛；皮层外厚角组织细胞角隅增厚，胞腔内含棕色物。中柱鞘纤维束断续排列成环。维管束外韧型，韧皮部窄，薄壁细胞含草酸钙针晶。形成层明显。木质部环列，四棱角处较发达。髓部细胞有的含草酸钙针晶（图 2-68）

（2）藿香茎横切面　类方形。表皮为 1 列长方形细胞。皮层狭窄，四棱角处为厚角组织。中柱鞘纤维束断续排列成环。维管束外韧型，韧皮部在茎的四棱角处发达。木质部宽。髓部占茎的大部，有的细胞含草酸钙短柱晶。（图 2-69）

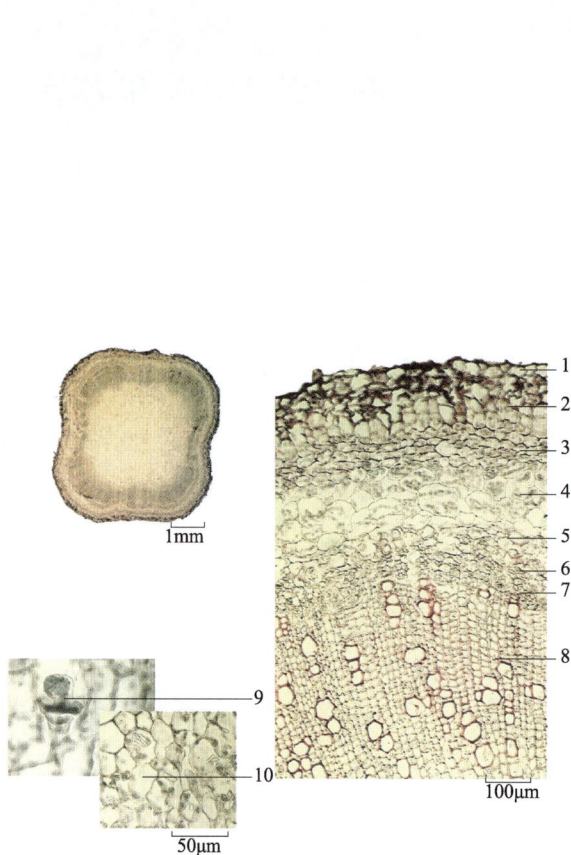

图 2 – 68　广藿香（*Pogostemon cablin* 地上部分）茎横切面
1. 表皮；2. 木栓层；3. 厚角组织；4. 皮层；5. 中柱鞘纤维；6. 韧皮部；7. 形成层；8. 木质部；9. 间隙腺毛（纵切面观）；10. 草酸钙针晶

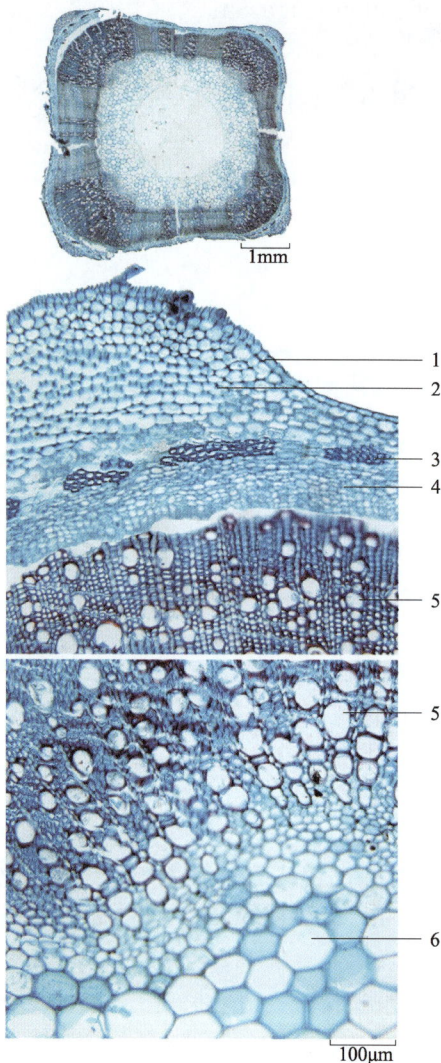

图 2 – 69　藿香（*Agastache rugosa* 地上部分）茎横切面
1. 表皮；2. 厚角组织；3. 中柱鞘纤维束；4. 韧皮部；5. 质部；6. 髓

3. 粉末

（1）广藿香　淡棕色。叶表皮细胞不规则形，气孔直轴式。非腺毛 1～6 细胞，平直或先端弯曲，长约至 590μm，壁具疣状突起，有的胞腔含黄棕色物。腺鳞头部 8 细胞，直径 37～70μm；柄单细胞，极短。间隙腺毛存在于叶肉组织或茎薄壁组织的细胞间隙中，头部单细胞，呈不规则囊状，直径 13～50μm，长约至 113μm；柄短，单细胞。小腺毛头部 2 细胞；柄 1～3 细胞，甚短。草酸钙针晶细小，散在于叶肉细胞中，长约至 27μm。（图 2 – 70）

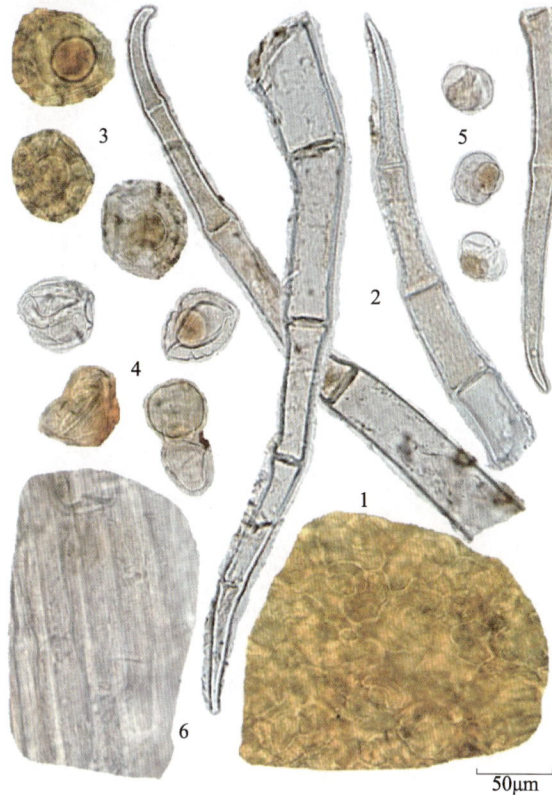

图 2 – 70　广藿香（*Pogostemon cablin* 叶片）粉末
1. 叶表皮细胞；2. 非腺毛；3. 腺鳞；4. 间隙腺毛；5. 小腺毛；6. 草酸钙小针晶

尚有柱鞘纤维、木纤维、导管、大型髓薄壁细胞等。

（2）藿香　非腺毛 1 ~ 4 细胞，直径 12 ~ 28μm，长约至 303μm，表面有细密疣状突起，有的不明显。腺鳞头部 4 ~ 8 细胞，含淡黄色物，柄极短。小腺毛头部圆形，1 ~ 2 细胞；柄单细胞。草酸钙针晶极细小，散在于茎表皮及髓部薄壁细胞中；也有呈细杆状、梭状或片状。石细胞多单个散在。呈长椭圆形、类方形或类长方形，边缘不平整，有的含细小草酸钙针晶（图 2 – 71）。

尚有中柱鞘纤维、木纤维、导管、茎表皮细胞等。

4. 两种藿香的异同点

（1）藿香与广藿香均为唇形科植物，其显微特征的基本相似处为：茎均有中柱鞘纤维，维管束以茎的四角处较发达，髓部较大；叶两面均有表皮毛，包括腺鳞、小腺毛及非腺毛；气孔均为石竹科型（直轴式气孔）。

（2）广藿香的茎叶组织中有特异的间隙腺毛，藿香则无。此乃二者的重要不同之处。

【实验作业】

写出鉴定报告，记录所观察商品藿香药材性状、组织、粉末等特征；绘显微鉴别的主要特征图；综合性状及显微特征，对照文献报道，写出该商品药材的初步鉴定结果。

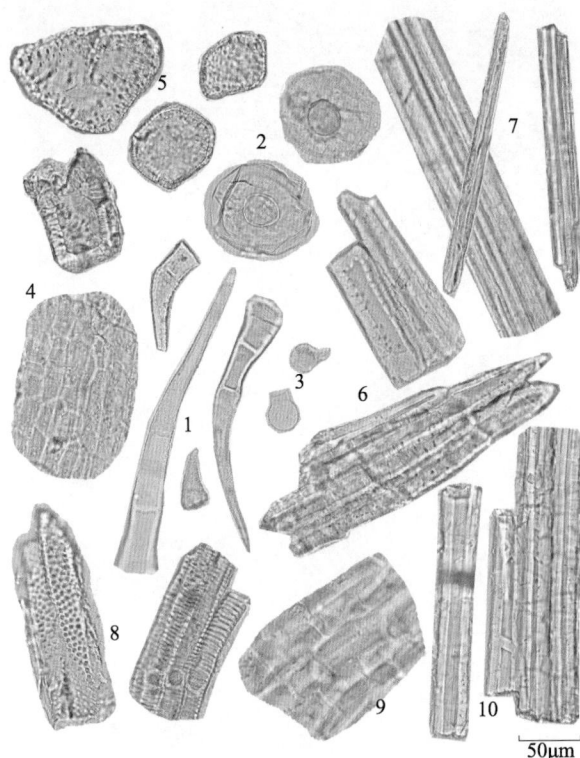

图 2-71 藿香 (*Agastache rugosa* 地上部分) 粉末

1. 非腺毛；2. 腺鳞；3. 小腺毛；4. 草酸钙针晶；5. 石细胞 ；6. 中柱鞘纤维；7. 木纤维；8. 导管；9. 茎表皮细胞；10. 厚角细胞

Experiment 14　Herbs（Ⅱ）—Identification of Commercial Huoxiang

【Purposes】

　　1. Master the description and microscopical characters of Huoxiang.

　　2. Know the identification methods of commercial crude drugs.

【Materials】

Commercial Huoxiang crude drug and its powder.

【Contents】

　　1. Observe the description of commercial Huoxiang sample purchased from me-

dicinal markets.

2. Prepare a slide of transverse section of stem by bare – hand mounting, and observe the structure of stem.

3. Observe the microscopical characters of powder of commercial Huoxiang sample.

4. Based on description and microscopical characters, identify the unknown commercial crude drug belonging to which species, *Agastache rugosa* (Fischer et Meyer) O. Kunize or *Pogostemon cablin* (Blanco) Benth.

【Guides】

Huoxiang, a commonly used traditional Chinese medicine, is usually divided into Guanghuoxiang and Huoxiang. The species *Pogostemon cablin* (Blanco) Benth., known as Guanghuoxiang, mainly grows in Guangdong and Hainan province, while the species *Agastache rugosa* (Fischer et Meyer) O. Kunize, known as Huoxiang, largely grows in Sichuan, Jiangsu, Zhejiang, Hunan, Liaoning and Yunnan province. Comparatively speaking, the former is considered to be superior to the latter in quality.

1. Description

(1) Pogostemonis Herba (Guanghuoxiang)　Stems somewhat square, frequently branched, branches slightly curved, 30 ~ 60cm long, 2 ~ 7mm in diameter; externally pubescent; texture fragile, easily broken, fracture medullated in the centre; old stems subcylindrical, 1 ~ 1.2cm in diameter, covered with grayish – brown cork. Leaves opposite, crumpled into masses, when whole, ovate or elliptical, 4 ~ 9cm long, 3 ~ 7cm wide; grayish – white pubescent on both surfaces; apex short – acute margin irregularly serrate; petioles slender, 2 ~ 5cm long, pubescent. Odour, aromatic, characteristic; taste, slightly bitter.

(2) Agastachis Herba (Huoxiang)　Stems square, up to 0.5cm in diameter, edges occurring at the four angles, externally dark brown, with longitudinal striations; texture light and fragile, fracture fibrous, hollowed. Leaves less visible, ovoid or triangular ovoid when immersed into water, 3.5 ~ 12.5cm long, 2 ~ 9.5cm wide, hairs more frequently present at the lower surface, the upper surface densely covered rounded black glandular spots; petioles 1.5 ~ 6cm long. Odour, slightly aromatic; taste, pungent and cool.

2. Structure of transverse section

(1) Stem of Pogostemonis Herba (Guanghuoxiang)　In square. Epidermis consisting of a layer of flat rectangular or subpolygonal cells, arranged irregularly; cork of 3 ~ 5 layers of cells. Parenchymatous cells in cortex containing needle crys-

tals of calcium oxalate, intercellular glandular hairs visible; collenchymatous cells in the outer part of cortex thickened at the four corners, lumen containing brown contents. Pericyclic fiber bundles arranged in an interrupted ring. Vascular bundles collateral, phloem narrow, parenchymatous cells containing needles of calcium oxalate. Cambium distinct. Xylem arranged in a ring, developed at the four edges. Some cells of pith containing needle crystals of calcium oxalate. (Fig. 2 – 68)

(2) Stem of Agastachis Herba (Huoxiang)　　In square. Epidermis consisting of a layer of rectangular cells. Cortex narrow, collenchyma occurring at the four edges. Pericyclic fiber bundles arranged in an interrupted ring. Vascular bundles collateral, phloem developed at the four edges. Xylem broad. Pith occupying a larger proportion of transverse section, some cells containing short prisms of calcium oxalate. (Fig. 2 – 69)

3. Powder

(1) Leaf of Pogostemonis Herba (Guanghuoxiang)　　Pale brown. Epidermal cells irregular, stomata diacytic. Non – glandular hairs 1 to 6 – celled, straight or curved at the apex, up to $590\mu m$ long, walls spinulous, some cells containing yellowish – brown masses. Glandular scales with an 8 – celled head, $37 \sim 70\mu m$ in diameter; and an unicellular, very short stalk. Intercellular glandular hairs occurring in the intercellular spaces of the palisade or parenchyma, with an unicellular head, irregularly saccular, $13 \sim 50\mu m$ in diameter, up to about $113\mu m$ long; and an unicellular, short stalk. Small glandular hairs with a bicellular head and a $1 \sim 3$ – celled, very short stalk. Needle crystals of calcium oxalate minute, scattered in mesophyll cells, up to about 27 μm long. (Fig. 2 – 70)

Additionally, pericycle fibres, wood fibres, vessels and large parenchymatous cells of pith visible.

(2) Aerial part of Agastachis Herba (Huoxiang)　　Non – glandular hairs 1 to 6 – celled, $12 \sim 28\mu m$ in diameter, about $303\mu m$ long, surface spinulous, some indistinct. Glandular scales with a $4 \sim 8$ – celled head, containing pale yellow masses, and a a very short stalk. Small glandular hairs with a $1 \sim 2$ – celled, rounded head and an unicellular stalk. Needle crystals of calcium oxalate relatively minute, scattered in epidermal cells and parenchymatous cells; some crystals slim staff – , shuttle – or plate – shaped. Stone cells single, long elliptical, subrounded or subrectangular, margin uneven, some stone cells containing small needle crystals of calcium oxalate. (Fig. 2 – 71)

Additionally, pericycle fibres, wood fibres, vessels and epidermal cells of stem also found.

4. Identification of Pogostemonis Herba（Guanghuoxiang）and Agastachis Herba（Huoxiang）

Both Pogostemonis Herba（Guanghuoxiang）and Agastachis Herba（Huoxiang）belong to Labiatae, so they show the following similar microscopical characters：stem having pericycle fibers, vascular bundles developed at the four edges, pith relatively large, epidermal hairs, including glandular scales, small glandular hairs and non – glandular hairs present on both surfaces of leaf；stomata diacytic.

Pogostemonis Herba（Guanghuoxiang）has characteristic intercellular glandular hairs while Agastachis Herba has not. This is the important difference between them.

【Assignments】

Record the characters of description, structure and powder of the analyzed crude drug, draw diagrams of microscopical characters；give the primary identification result according to experimental results and related literature.

实验十五　动物类药材（一）

【实验目的】

1. 掌握海马、蛤蚧、地龙等的粉末鉴定方法及主要鉴别特征。

2. 了解动物肌肉的构造及显微鉴别要点。

【实验材料】

1. 海马：线纹海马 *Hippocampus kelloggi* 的全体。

2. 蛤蚧：蛤蚧 *Gekko gecko* 除去内脏的全体。

3. 地龙：参环毛蚓 *Pheretima aspergillum* 除去内脏的全体。

4. 分别将海马、蛤蚧和地龙研粉并过80目筛，备用。

【实验内容】

1. 分别取海马、蛤蚧和地龙的粉末少许，用水合氯醛液加热透化后制成粉末临时装片，置显微镜下观察。注意观察以上三种动物药材肌纤维和肌纤维束的横断面形状及大小；肌纤维形状、颜色和侧面直径；肌原纤维明、暗带的宽度，排列方式（平整或呈波状、斜纹或横纹），疏密等。

2. 对海马、蛤蚧及地龙三者的肌纤维进行比较鉴别时，应注意排除交叉特征即相同点，从而选出各自的专属性特征即区别点。

【实验指导】

1. **海马**　横纹肌纤维多碎断，侧面观直径45～144μm，有明暗相间细密横纹，横纹平直或呈微波状；横断面观类长方形或长卵圆形，表面平滑可见细点或裂缝状空隙。胶原纤维相互缠绕成团。皮肤碎片表面观细胞界限不清，布有棕色颗粒状色素物。骨碎片不规则形，骨陷窝呈长条形或裂缝状。（图2－72）

2. 蛤蚧 横纹肌纤维侧面观有细密横纹，明暗相间，横纹呈波峰状或稍平直；横断面观呈三角形、类圆形或类方形。鳞片近无色，表面可见半圆形或类圆形的隆起，略作覆瓦状排列，布有极细小的粒状物，有的可见圆形孔洞。皮肤碎片表面观可见布有棕色或棕黑色色素颗粒。骨碎片呈不规则碎块，表面有细小裂缝状或针状空隙；可见裂缝状骨陷窝。（图 2 - 73）

3. 地龙 斜纹肌纤维无色，少数淡棕色。肌纤维易散离或相互绞接，大多弯曲或稍平直，边缘不平整，明、暗相间纹理不明显。表皮细胞表面观界限不明显，布有暗棕色色素颗粒。刚毛少见，常碎断散在。（图 2 - 74）

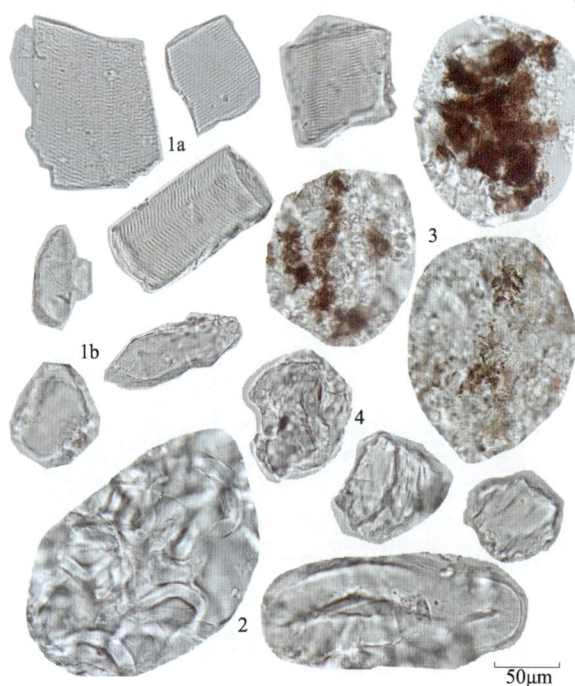

图 2 - 72　海马（*Hippocampus kelloggi* 全体）粉末

1. 横纹肌纤维（a. 侧面观；b. 横断面观）；2. 胶原纤维；3. 皮肤碎片；4. 骨碎片

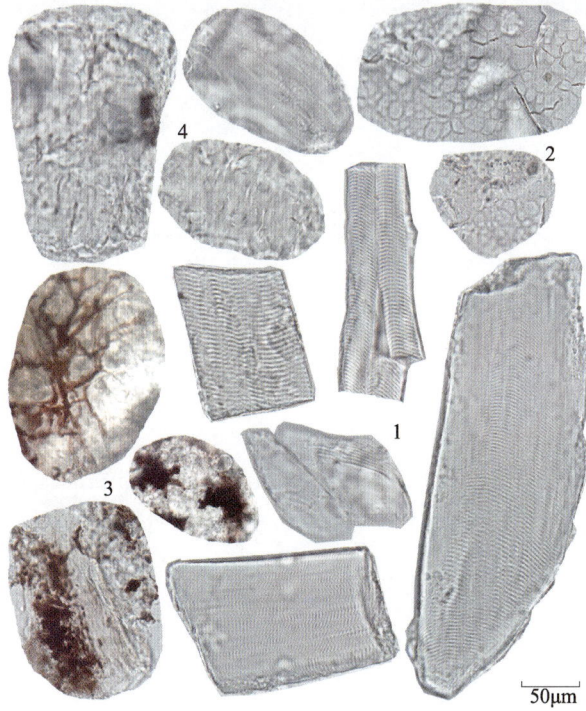

图 2-73　蛤蚧（*Gekko gecko* 除去内脏的全体）粉末
1. 横纹肌纤维；2. 鳞片碎片；3. 皮肤碎片；4. 骨碎片

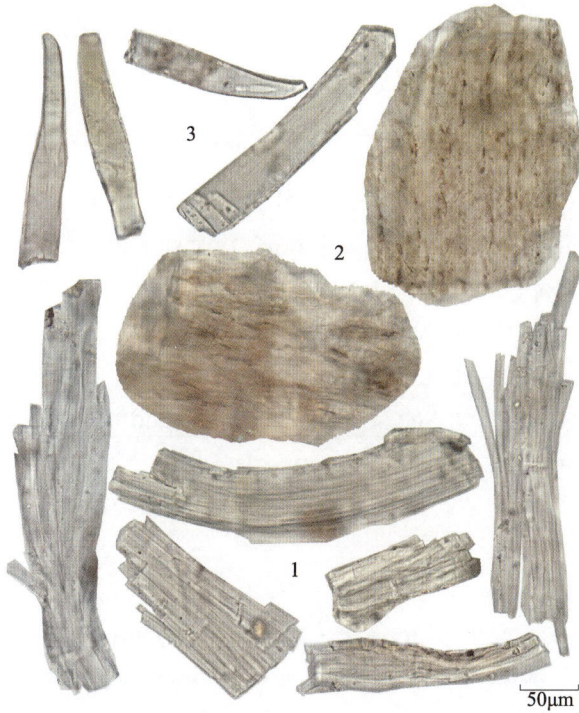

图 2-74　地龙（*Pheretima aspergillum* 除去内脏的全体）粉末
1. 斜纹肌纤维；2. 表皮；3. 刚毛

【实验作业】

描述海马、蛤蚧和地龙粉末中肌纤维的专属性显微鉴别特征，并绘图。

Experiment 15　Animals（Ⅰ）

【**Purposes**】

1. Master the microscopical characters of powder of Hippocampus, Gecko and Pheretima.

2. Know the structure of animal muscles and the microscopical differential points.

【**Materials**】

1. Whole body of *Hippocampus kelloggi*.

2. Whole body without viscera of *Gekko gecko*.

3. Whole body without viscera of *Pheretima aspergillum*.

4. Powders (through 80 – mesh sieve) of Hippocampus, Gecko and Pheretima.

【**Contents**】

1. Take small quantity of powders of Hippocampus, Gecko and Pheretima, heat and permeabilize with chloral hydrate solution, observe under microscope. Pay attention to observe the shape and size of muscle fibers and muscle fiber bundles from the above animal drugs; the shape, color and diameter in lateral view; the width, density and arrangement of bright – dark striations of myofibril.

2. Take notice to exclude the similar characters and to select the specific characters when we compare and identify the muscle fibers of Hippocampus, Gecko and Pheretima.

【**Guides**】

1. Hippocampus　Striped muscle – fibers mostly broken, $45 \sim 144 \mu m$ in diameter in lateral view, with dense transverse striations alternated bright with dark, straight or sinuous; subrectangular or long ovoid in cross section view, surface smooth, having spot – or cleft – shape voids. Collagenous fibers twisted each other into masses. Cell boundary of fragments of skin indistinct in surface view, containing brown pigment granules. Fragments of bone irregular, bone lacuna showing long strip – shape or cleft – shape. (Fig. 2 – 72)

2. Gecko Striped muscle – fibers exhibiting dense transverse striations in lateral view, bright and dark alternatively arranged, transverse striations wavy or slightly straight; triangular, subrounded or subsquare in surface view. Scales nearly colorless, surface having semi – rounded or subrounded swellings, slightly imbricated arranged, scattered with relatively minute granules, sometimes rounded holes visible. Fragments of skin containing brown or brownish – black pigment granules. Fragments of bone showing irregular shivers, surface having small cleft – shape or needle – shape voids, cleft – shape bone lacunas visible. (Fig. 2 – 73)

3. Pheretima Obliquely striated muscle fibres colorless, few muscle fibres pale brown. Muscle fibres scattered or twisted each other into flaky, mostly curved or flattened slightly, margin uneven, striations alternated bright with dark indistinct. Cell boundary of epidermis indistinct, containing dark brown pigment granules. Setae rarely visible, usually broken and scattered. (Fig. 2 – 74)

【Assignments】

Describe the specific microscopical characters of muscle fibers of Hippocampus, Gecko and Pheretima, and draw the diagrams.

实验十六　动物类药材（二）

【实验目的】

1. 掌握鹿茸及乌梢蛇的骨、皮肤和毛发等显微特征。

2. 了解动物骨的组织构造及显微鉴别要点。

【实验材料】

1. 鹿茸：梅花鹿 *Cervus nippon* 雄鹿未骨化密生茸毛的幼角。

2. 乌梢蛇：乌梢蛇 *Zaocys dhumnades* 除去内脏的全体。

3. 以上二种药材的粉末。

【实验内容】

分别取鹿茸、乌梢蛇的粉末少许，用水合氯醛液加热透化后制成粉末临时装片，置显微镜下观察。

注意观察：

1. 二种动物药材骨组织碎片中骨陷窝的多少、形状、大小及排列，骨小管的粗细及疏密。

2. 鹿茸毛茸的毛小皮细胞的形状、排列以及其游离缘的形状及指向；皮质的颜色；髓质的颜色及是否连续等。并注意中部直径及其基部形状；皮肤表皮层角化梭形细胞的颜色、形状及大小。

3. 乌梢蛇：注意表皮表面色素颗粒的颜色及其相聚成的形状。

【实验指导】

1. **鹿茸** 骨碎片棕色、淡黄色或淡灰色。表面布有较多的骨陷窝，大多呈类圆形或类梭形，大小及排列方向不一，其边缘骨小管呈放射状，较疏。毛茸多碎断，表面由薄而透明的扁平细胞作复瓦状排列的毛小皮所包围；皮质含棕色或灰棕色色素，髓质灰棕或灰黑色；毛基部膨大作撕裂状。表皮角质层淡黄色，表面颗粒状，茸毛脱落后的毛窝呈圆洞状。表皮角化梭形细胞少，多散在，呈类长圆形，略扁，侧面观梭形。未骨化骨组织表面具多数不规则的块状突起物，其间隐约可见条纹。（图 2 - 75）

2. **乌梢蛇** 角质鳞片近无色或淡黄色，表面隐约可见淡灰色细粒状物，并具纵向条纹。表皮表面观密布棕色或棕黑色色素颗粒，常连成网状、分枝状或聚集成团。横纹肌纤维淡黄色或近无色，多碎断。侧面观多呈条块状，有细密横纹，明暗相间。骨碎片近无色或淡灰色，呈不规则碎块，骨陷窝长梭形，大多同方向排列，骨小管密而较粗。（图 2 - 76）

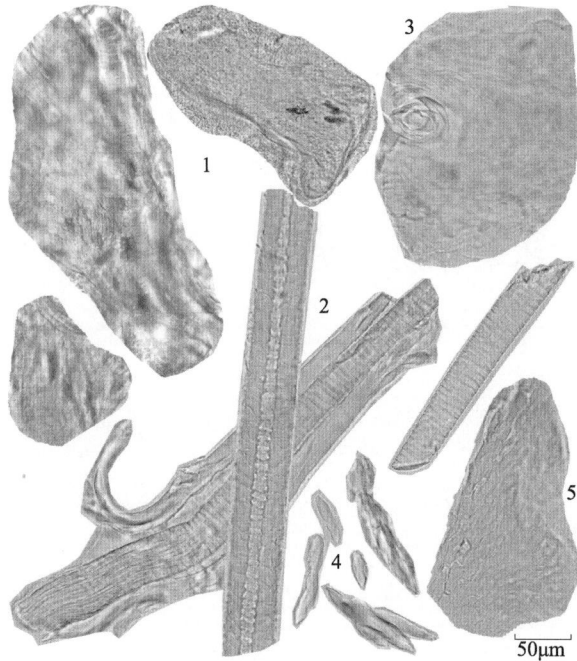

图 2 - 75 鹿茸（*Cervus nippon* 幼角）粉末
1. 骨碎片；2. 毛茸；3. 表皮角质层；4. 角化梭形细胞；5. 未骨化骨组织碎片

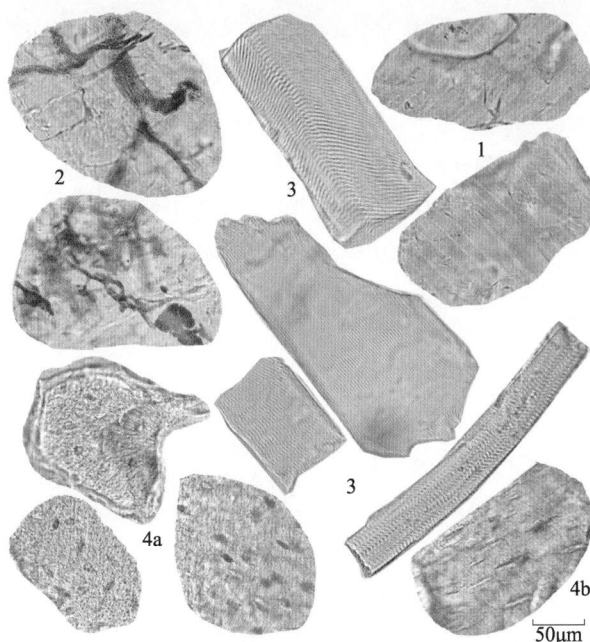

图 2-76　乌梢蛇（*Zaocys dhumnades* 除去内脏的全体）粉末

1. 角质鳞片；2. 表皮；3. 横纹肌纤维；4. 骨碎片（a. 示骨陷窝；b. 骨小管断面）

【实验作业】

描述鹿茸、乌梢蛇骨粉末中骨碎片的专属性显微鉴别特征，并绘图。

Experiment 16　　Animals（Ⅱ）

【Purposes】

　　1. Master the microscopical characters of Cervi Cornu Pantotrichum and Zaocys.

　　2. Know the structure of animal bones and the microscopical differential points.

【Materials】

　　1. The young unossified hairy antler of male *Cervus Nippon* Temminck.

　　2. Whole body without viscera of *Zaocys dhumnades*（Cantor）.

　　3. Powders of Cervi Cornu Pantotrichum and Zaocys.

【Contents】

Take small quantity of powders of Cervi Cornu Pantotrichum and Zaocys, heat and permeabilize with chloral hydrate solution, observe under microscope.

The following microscopical characters should be paid attention to:

1. The number, shape, size, arrangement of bone lacunas as well as the thickness and density of bone canaliculis.

2. Pappoes of Cervi Cornu Pantotrichum (Shape, arrangement and orientation of hair cuticles; color of cortex; color of medulla), as well as the diameter of its middle part and the shape of base; color, shape and size of cuticularized fusiform cells.

3. Zaocys: Color and shape of pigment granules of epidermis.

【Guides】

1. Cervi Cornu Pantotrichum　Bone chips brown, pale yellow or pale gray. Bone lacunas abundantly, mostly showing subrounded or subfusiform, varying in size and arrangement, bone canaliculis at the edges arranged radiately, relatively sparsely. Pappoes mostly broken, covered with hair cuticles, which surrounded with thin and transparent flattened imbricated cells; cortex containing brown or grayish – brown pigments, medulla grayish – brown or grayish – black; its base swollen into split – shape. Horny layer of epidermis pale yellow, surface granular, setae pits rounded hole – shaped when the pappoes fallen off. The cuticularized fusiform cells few, mostly scattered, oblong, slightly flattened, fusiform in lateral view. The surface of unossified bone tissues containing many irregular lump – shaped protrudings, striations indistinct. (Fig. 2 – 75)

2. Zaocys　Horny scales nearly colorless or pale yellow, minute granules indistinctly present on surface, and with longitudinal striations. Epidermis densely scattered with brown or brownish – black pigment granules in surface view, usually linked into nets, branches or masses. Striped muscle – fibers pale yellow or nearly colorless, mostly broken. Often strip – shaped in lateral view, with fine transverse striations alternated bright with dark. Bone chips nearly colorless or pale grey, irregular, bone lacunas long fusiform, mostly arranged toward the same orientation, bone canaliculis densely and relatively thick. (Fig. 2 – 76)

【Assignments】

Describe the specific microscopical identification characters of powders of Cervi Cornu Pantotrichum and Zaocys, and draw the diagrams.

实验十七　动物类药材（三）

【实验目的】

1. 掌握全蝎、僵蚕体壁的显微特征以及粉末鉴定方法。

2. 了解节肢动物体壁的构造及显微鉴别要点。

【实验材料】

1. 全蝎　东亚钳蝎 *Buthus martensii* 的全体。

2. 僵蚕　昆虫家蚕 *Bombyx mori* 的幼虫感染（或人工接种）白僵菌 *Beauveria bassiana* 致死的全体。

3. 全蝎、僵蚕的粉末。

【实验内容】

分别取全蝎、僵蚕的粉末少许，用水合氯醛液制成粉末临时装片，置显微镜下观察。

注意观察：

（1）全蝎　①体壁（表面观：颜色、表面颗粒、网格样纹理、毛窝、细小圆孔及瘤状突起等；断面观：外、内表皮的颜色及其间纵贯的微细孔道）。②横纹肌纤维（颜色，明、暗带的宽度和排列）。③刚毛（颜色，形状，中部直径，腔壁和髓腔等）。

（2）僵蚕　①体壁（表皮的颜色及纹理，毛窝；菌丝体）。②刚毛（颜色，形状，中部直径，腔壁外、内缘是否光滑）。③气管碎片（螺旋丝的颜色及宽度；丝间纹理）。④横纹肌（与气管碎片的关系，横纹是否清晰）。⑤桑叶组织（未消化物：表皮细胞及气孔、钟乳体、叶肉组织及草酸钙结晶等）。

【实验指导】

1. **全蝎**　体壁碎片为几丁质外骨骼，有光泽；外表皮表面观呈多角形网格样纹理，表面密布细小颗粒，可见毛窝、细小圆孔及淡棕色或近无色的瘤状突起；断面观外表皮绿黄色，内表面无色，有横向条纹，内、外表皮纵贯较多长短不一的微细孔道。刚毛黄棕色，多碎断，先端锐尖或钝圆，具纵直纹理，髓腔细窄。横纹肌纤维多碎断，明带较暗带宽，明带中有一暗线，暗带有致密的短纵纹理。（图 2-77）

2. **僵蚕**　菌丝体存在于体壁或淡棕色、半透明结晶块中；菌丝细长，相互盘缠交织。气管碎片具棕色、深棕色或无色的螺旋丝，螺旋丝间有 1~3 条极细的波状纹理。表皮表面有极皱缩的网格样纹理及纹理突起形成的小尖突；并可见毛窝。刚毛黄色或黄棕色，表面光滑，腔壁内缘不整齐。桑叶组织（未消化物），可见表皮细胞、气孔、钟乳体、叶肉组织、草酸钙方晶和簇晶等。（图 2-78）

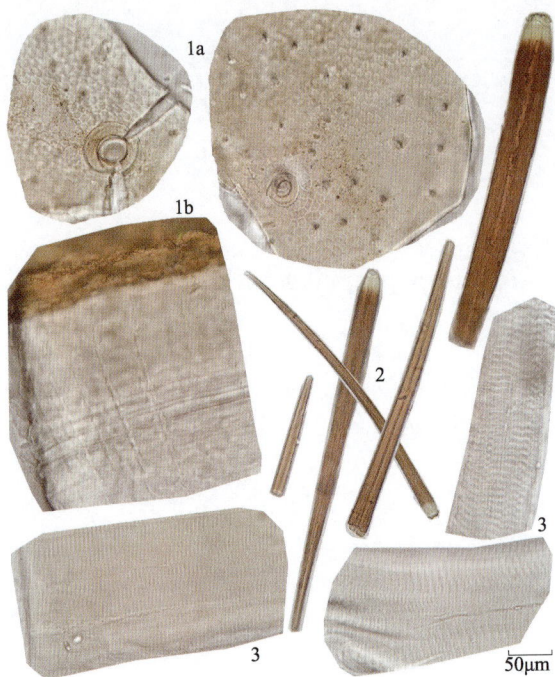

图 2 – 77　全蝎（*Buthus martensii* 全体）粉末
1. 体壁碎片（a. 外表皮表面观；b. 断面观）；2. 刚毛；3. 横纹肌纤维

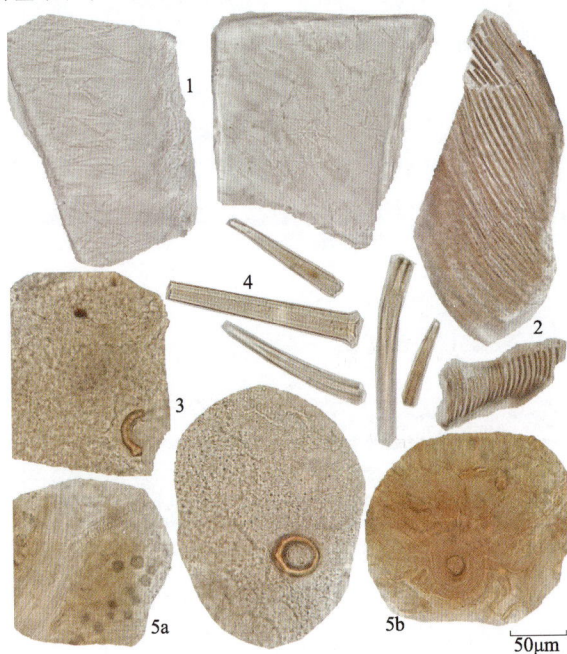

图 2 – 78　僵蚕（*Bombyx mori* 全体）粉末
1. 菌丝体；2. 气管壁碎片；3. 表皮；4. 刚毛；5. 桑叶组织（a. 叶肉组织及草酸钙簇晶；b. 钟乳体）

【实验作业】

1. 分别描述全蝎及僵蚕的体壁碎片、刚毛及横纹肌纤维三者的鉴别要点。

2. 绘全蝎体壁表面观和刚毛、僵蚕的气管碎片等的显微鉴别特征图。

Experiment 17　Animals （Ⅲ）

【Purposes】

1. Master the microscopical characters of body walls of Scorpio and Bombyx Batryticatus together with their identification method of powders.

2. Know the structure of body walls and microscopical differential points of arthropods.

【Materials】

1. Whole body of *Buthus martensii*.

2. Whole body of young *Bombyx mori* died of infection （artificial infection） of *Beauveria bassiana*.

3. Powders of Scorpio and Bombyx Batryticatus.

【Contents】

Take small amounts of powders of Scorpio and Bombyx Batryticatus, heat and permeabilize with chloral hydrate solution, observe under microscope.

The following differential points should be paid attention to：

（1）Scorpio　①Body walls （In surface view：color, granules, reticulated striations, setae pits, fine rounded holes and tumor projections; in lateral view：color of epidermis and endodermis, porous channels penetrating across the epidermis and endodermis）. ②Striped muscle fibers （color, width and arrangement of bright and dark strips）. ③Setae （Color, shape, diameter at the middle part, cavity wall and medullary cavity）.

（2）Bombyx Batryticatus　①Body walls （Color and striations of epidermis, setae pits, mycelia）. ②Setae （Color, shape, diameter at the middle part, smoothness or not of outer and inner cavities）. ③Fragments of trachea （Color and width of spiral filaments; striations）. ④Striped muscles （Correlation to fragments of trachea, transverse striations distinct or not）. ⑤Mulberry leaf tissues （Epidermal cells, stoma, cystoliths, mesophyll tissues and crystals of calcium oxalate）.

【Guides】

1. Scorpio Fragments of body walls chitinized, lustrous; epidermis showing polygonal reticulate striations in surface view, surface densely covered with minute granules, setae pits, fine rounded holes and pale brown or nearly colorless tumor protrusions visible; outer surface greenish – yellow and inner surface colorless in cross section view, transverse striations visible, many long or short porous channels penetrating across the epidermis and endodermis. Setae yellowish – brown, mostly broken, apex cuspidate or obtuse, with longitudinal straight striations, medullary cavities narrow. Striped muscle fibers mostly broken, the bright strips broader than the dark ones, each bright strip of a dark thread, dark strip with dense short longitudinal striations. （Fig. 2 – 77）

2. Bombyx Batryticatus The mycelia present in body walls or pale brown translucent crystal clumps; mycelia slender rolled. Broken pieces of the trachea with brown or dark brown or colorless spiral filaments, the interspace between each two filaments with 1 ~ 3 fine sinuous striations. The surface of epidermis with shrunken reticulate striations and small pointed projections formed by the striations; setae pits visible. Setae yellow or yellowish – brown, surface smooth, inner margins of lumen uneven. The undigested mulberry leaf tissues mostly containing epidermal cells, stoma, cystoliths, mesophyll tissues and clusters or prisms of calcium oxalate. （Fig. 2 – 78）

【Assignments】

1. Describe the microscopical differential points of fragments of body walls, setae and striped muscle fibers from Scorpio and Bombyx Batryticatus.

2. Draw the characteristic diagrams of body walls (in surface view) and setae of Scorpio and fragments of trachea of Bombyx Batryticatus.

实验十八　中成药（一）——六味地黄丸的显微鉴定

【实验目的】

1. 掌握六味地黄丸各组成药材的鉴别特征。

2. 学习中成药的显微鉴定方法。

【实验材料】

六味地黄丸。

【实验内容】

观察六味地黄丸的性状特征；并取本品少许，分别用斯氏液及水合氯醛液装片，观察各组成药物的显微特征。

【实验指导】

1. 六味地黄丸的处方　熟地黄 160g，山茱萸（制）80g，牡丹皮 60g，山药 80g，茯苓 60g，泽泻 60g。

2. 性状观察　本品为棕黑色的水蜜丸、黑褐色的小蜜丸或大蜜丸；味甜而酸。

3. 显微特征（图 2-79）

（1）淀粉粒三角状卵形或矩圆形，直径 24~40μm，脐点短棒状或人字状；草酸钙针晶存在于椭圆形黏液细胞中。（山药 Dioscoreae Rhizoma）

（2）不规则分枝状团块无色，遇水合氯醛试液熔化；菌丝无色，直径 4~6μm。（茯苓 Poria）

（3）薄壁组织灰棕色，细胞多皱缩，内含棕色核状物。（熟地黄 Rehmanniae Radix Praeparata）

（4）草酸钙簇晶存在于无色薄壁细胞中，有时数个排列成行。（牡丹皮 Moutan Cortex）

（5）果皮表皮细胞橙黄色，表面观类多角形，垂周壁连珠状增厚。（山茱萸 Corni Fructus）

（6）薄壁细胞类圆形，有椭圆形纹孔，集成纹孔群；内皮层细胞垂周壁波状弯曲，较厚，木化，有稀疏细孔沟。（泽泻 Alismatis Rhizoma）

【实验作业】

绘制六味地黄丸的显微鉴别特征图。

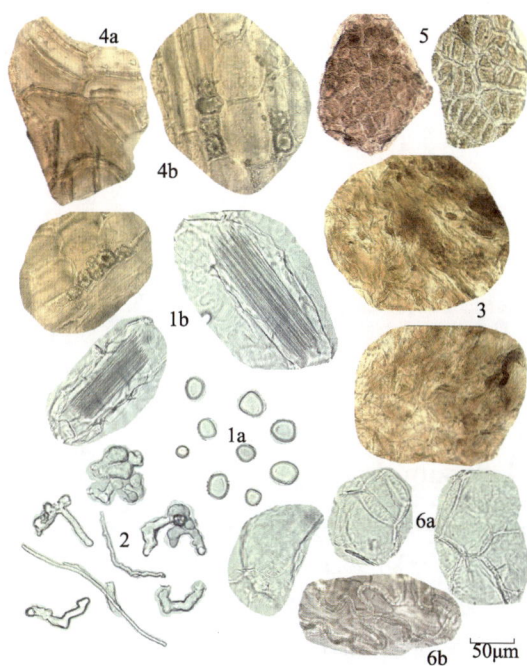

图 2-79　六味地黄丸

1. 山药（a. 淀粉粒；b. 草酸钙针晶）；2. 茯苓（菌丝及多糖团块）；3. 熟地黄（薄壁细胞）；4. 牡丹皮（a. 木栓细胞；b. 草酸钙簇晶）；5. 山茱萸（果皮表皮细胞）；6. 泽泻（a. 薄壁细胞；b. 内皮层细胞）

Experiment 18　Traditional Chinese Patent Medicines（Ⅰ）—Identification of Liuwei Dihuang Wan

【Purposes】

1. Master the microscopical characters of each components of Liuwei Dihuang Wan.

2. Learn the microscopical identification method of traditional Chinese patent medicines.

【Material】

Liuwei Dihuang Wan.

【Contents】

Observe the description of Liuwei Dihuang Wan; take a small quantity of the powder, examine after treated with glycerol – acetic acid solution and chloral hydrate solution.

【Guides】

1. Formula　Rehmanniae Radix Praeparata 160g, Corni Fructus（Processed）80g, Moutan Cortex 60g, Dioscoreae Rhizoma 80g, Poria 60g, Alismatis Rhizoma 60g.

2. Description　Brownish – black water – honeyed pills, blackish – brown small honeyed pills or big honeyed pills; taste, sweet and sour.

3. Microscopical identification　Take small amounts of powder, prepare slide with chloral hydrate solution, observe under microscope. （Fig. 2 – 79）

（1）Starch granules triangular – ovoid or oblong, $24 \sim 40 \mu m$ in diameter, hila short cleft or V – shaped; needle crystals of calcium oxalate occurring in elliptical mucilage cells. （Dioscoreae Rhizoma）

（2）Irregular branched masses colourless, dissolved in chloral hydrate solution; hyphae colourless, $4 \sim 6 \mu m$ in diameter. （Poria）

（3）Parenchyma grayish – brown, cells mostly shrunken, and each containing a brown nucleus – like mass. （Rehmanniae Radix Praeparata）

（4）Clusters of calcium oxalate occurring in colourless parenchymatous cells, sometimes several clusters arranged in rows. （Moutan Cortex）

（5）Epidermal cells of pericarp orange – yellow, polygonal in surface view, with somewhat beaded anticlinal walls. (Corni Fructus)

（6）Parenchymatous cells subrounded, with elliptical pits, gathered into pit groups; anticlinal walls of the endodermis cells sinuous, thickened, with slender pit – canals. (Alismatis Rhizoma)

【Assignments】

Draw the characteristic diagram of Liuwei Dihuang Wan.

实验十九　中成药（二）——小儿惊风散的显微鉴定

【实验目的】

1. 掌握小儿惊风散各组成药材的鉴别特征。

2. 学习中成药的显微鉴定方法。

【实验材料】

小儿惊风散。

【实验内容】

观察小儿惊风散性状特征；并取本品少许，分别用斯氏液及水合氯醛液装片，观察显微特征。

【实验指导】

1. **小儿惊风散的处方**　全蝎 32.5g，僵蚕（炒）56g，雄黄 10g，朱砂 15g，甘草 60g。

2. **性状观察**　本品为橘黄色或棕黄色的粉末；气特异，味甜、咸。

3. **显微特征**　取本品少许，用水合氯醛液装置，于显微镜下观察：（图 2 – 80）

（1）体壁碎片淡黄色或绿黄色，外表皮表面有网格样纹理、圆孔口及圆形毛窝，并密布细小颗粒。刚毛棕褐色，直径 7 ~ 27μm，长至 548μm，皮质厚 2 ~ 9μm，髓质深红色，埋于皮下的毛基部淡黄色。（全蝎 Scorpio）

（2）表皮碎片黄色或黄白色，表面具极皱缩的网格样纹理及纹理突起形成的小尖突；有类圆形毛窝，直径 13 ~ 42μm。菌丝体存在于体壁，菌丝细长无色，直径 1 ~ 2μm。气管壁碎片有棕黑色或黄棕色螺旋丝，平行排列，宽约 3μm，螺旋丝间有波线 1 ~ 2 条。刚毛黄棕色，直径 9 ~ 46μm，髓质红棕色。未消化的桑叶组织碎片中布有细小螺纹导管；叶肉含草酸钙簇晶，直径 4 ~ 13μm；草酸钙方晶直径 5 ~ 12μm。（僵蚕 Bombyx Batryticatus）

（3）不规则形或多面体形碎块棕黄色，具金刚样光泽，半透明，边缘暗黑。（雄黄 Realgar）

（4）不规则形碎块或细小颗粒深红色，有金刚样光泽，半透明，边缘暗黑。（朱砂 Cinnabaris）

（5）纤维束淡黄色，其周围细胞含草酸钙方晶，形成晶纤维，含晶细胞壁不均匀增厚，微木化。具缘纹孔导管较大，直径约至 95μm，具缘纹孔较密，椭圆形，纹孔口线形。草酸钙方晶类双锥形、类多角形或长方形，直径约 16μm。（甘草 Glycyrrhizae Radix et Rhizoma）

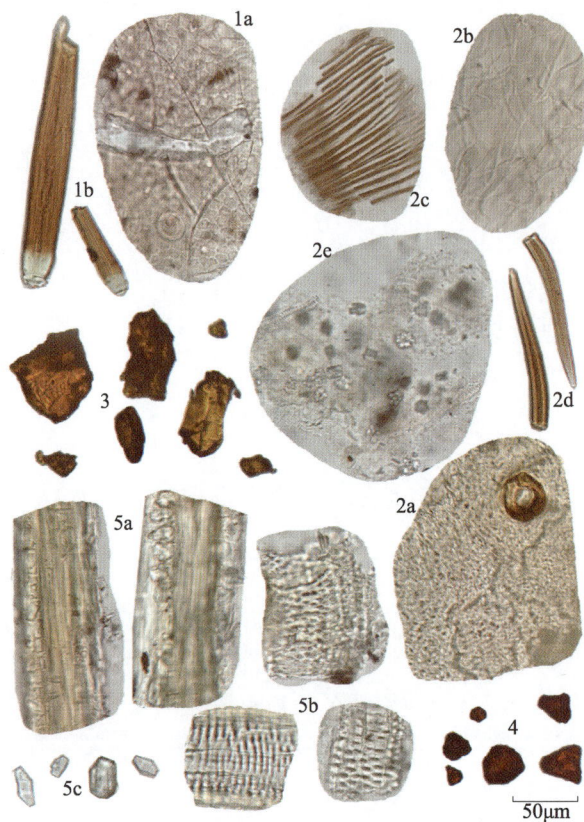

图 2-80　小儿惊风散

1. 全蝎（a. 体壁碎片；b. 刚毛）；2. 僵蚕（a. 表皮碎片；b. 菌丝体；c. 气管壁碎片；d. 刚毛；e. 桑叶组织碎片）；3. 雄黄；4. 朱砂；5. 甘草（a. 晶纤维；b. 导管；c. 草酸钙方晶）

【实验作业】
绘小儿惊风散的显微鉴别特征图。

Experiment 19   Traditional Chinese Patent Medicines（Ⅱ）—Microscopical Identification of Xiao'er Jingfeng San

【Purposes】

1. Master the microscopical characters of each component of Xiao'er Jingfeng San.

2. Learn the microscopical identification method of traditional Chinese patent medicines.

【Material】

Xiao'er Jingfeng San.

【Contents】

Observe the description of Xiao'er Jingfeng San；take a small quantity of the powder，examine after treated with chloral hydrate solution.

【Guides】

1. Formula   Scorpio 32.5g，Bombyx Batryticatus（Stirred）56g，Realgar 10g，Cinnabaris 15g，Glycyrrhizae Radix et Rhizoma 60g.

2. Description   Orange – yellow or brownish – yellow powders；odour, characteristic；taste sweet and salty.

3. Microscopical identification   Take small amounts of powder，prepare slide with chloral hydrate solution，observe under microscope：（Fig. 2 – 80）

（1）Fragments of body walls pale yellow or greenish – yellow, surface of epidermis having reticulated striations, rounded pores and setae pits, densely scattered with minute granules. Setae dark brown, $7 \sim 27 \mu$m in diameter, up to 548μm long, cortex $2 \sim 9 \mu$m thickness, medulla deep red, the base of hypodermal hairs pale yellow.（Scorpio）

（2）Fragments of epidermis yellow or yellowish – white, surface having reticulated shrunken striations and small pointed projections formed by the striations；with subrounded setae pits, $13 \sim 42 \mu$m in diameter. The mycelia in body walls, hypha slender, colorless, $1 \sim 2 \mu$m in dianmeter. Broken pieces of trachea walls with brownish – black or yellowish – brown spiral filaments, paralleled arranged, about 3μm wide, space of spiral filaments having $1 \sim 2$ wavy threads. Setae yellowish – brown, $9 \sim 46 \mu$m in diameter, medulla reddish – brown. The undigested mulberry leaf tissues scattered with fine spiral vessels; mesophyll cells containing clusters of calcium oxalate, 4~13μm in diameter. (Bombyx Batryticatus)

(3) Irregular or polyhedral broken pieces brownish – yellow, with diamond gloss, translucent, margins dark black. (Realgar)

(4) Irregular broken pieces or minute granules dark red, with diamond luster, translucent, margins dark black. (Cinnabaris)

(5) Fiber bundles pale yellow, surrounded by parenchymatous cells containing prisms of calcium oxalate, forming crystal fibers, walls of the cells containing crystals unevenly thickened, slightly lignified. Bordered pitted vessels large, up to 95μm in diameter, bordered pits densely, elliptic, pit aperture linear. Prisms subbiconical, sub-polygonal or rectangular, about 16μm in diameter. (Glycyrrhizae Radix et Rhizoma)

【Assignments】

Draw the characteristic diagram of Xiao'er Jingfeng San.

实验二十　中成药（三）——散风活络丸的显微鉴定

【实验目的】
1. 掌握散风活络丸各组成药材的鉴别特征。
2. 学习中成药的显微鉴定方法。

【实验材料】
散风活络丸。

【实验内容】
观察散风活络丸的性状特征；并取本品少许，分别用斯氏液及水合氯醛液装片，观察显微特征。

【实验指导】
1. 散风活络丸的处方

乌梢蛇（酒制）	20g	蜈　蚣	10g	地　龙	10g	白术（炒）	20g
胆南星	10g	牛　黄	3.44g	冰　片	1.75g	木　香	20g
防　风	30g	威灵仙（酒制）	20g	骨碎补（炒）	20g	菖　蒲	15g
海风藤	20g	牛　膝	20g	麻　黄	15g	香附（醋制）	20g
桂　枝	15g	细　辛	10g	草乌（制）	20g	草豆蔻	30g
附子（制）	15g	白附子（制）	10g	当　归	15g	党　参	30g
川　芎	30g	红　花	15g	桃　仁	15g	熟地黄	30g
赤　芍	30g	乳香（制）	20g	熟大黄	15g	黄　芩	30g
赭　石	20g	茯　苓	15g				

2. 性状观察　本品为红棕色至棕褐色的大蜜丸；气微香，味先甜后苦。

3. 显微特征　取本品少许，用水合氯醛液装置，于显微镜下观察：（图 2 − 81，2 − 82，2 − 83）

以草酸钙结晶为主

（1）针晶束长约至 90μm，存在于皱缩的黏液细胞中，黏液细胞长约至 95μm。（胆南星 Arisaema Cum Bile）

（2）针晶束长 100 ~ 116μm，存在于类圆形或长圆形的黏液细胞中，黏液细胞长约至 166μm。（白附子 Typhonii Rhizoma）

（3）针晶长 10 ~ 32（~ 56）μm，不规则地充塞于薄壁细胞中，薄壁细胞较大。（炒白术 Atractylodis Macrocephalae Rhizoma）

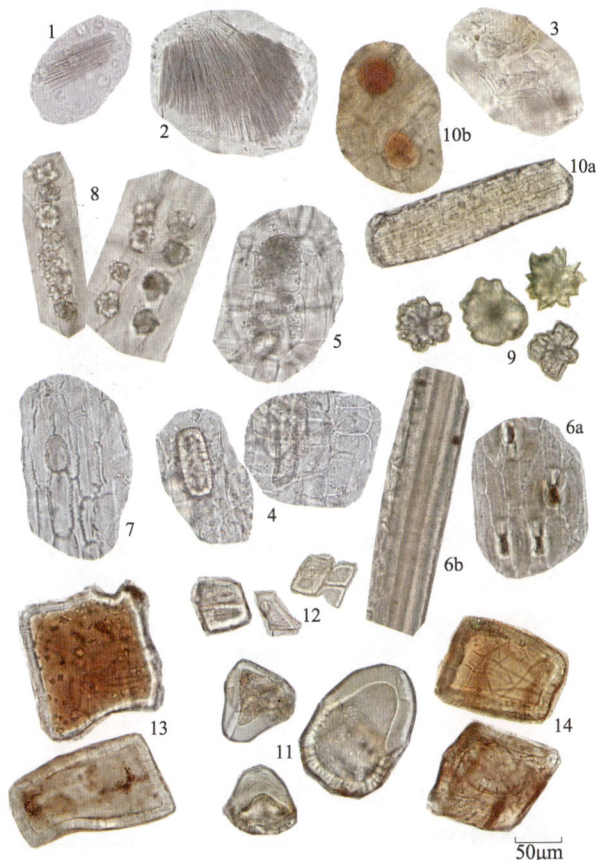

图 2 − 81　散风活络丸（一）

1. 胆南星（草酸钙针晶）；2. 白附子（草酸钙针晶）；3. 白术（草酸钙小针晶）；4. 海风藤（草酸钙砂晶）；5. 牛膝（草酸钙砂晶）；6. 麻黄（a. 气孔；b. 嵌晶纤维）；7. 细辛（根被细胞含草酸钙砂晶）；8. 赤芍（草酸钙簇晶）；9. 大黄（草酸钙簇晶）；10. 石菖蒲（a. 晶鞘纤维；b. 分泌细胞）；11. 桃仁（石细胞）；12. 党参（石细胞）；13. 制附子（石细胞）；14. 制草乌（石细胞）

（4）草酸钙砂晶充塞于薄壁细胞中，含晶细胞常与石细胞联结；石细胞类圆形、类方形或类长圆形，直径 23 ~ 58（~ 78）μm，胞腔中亦含砂晶或暗棕色物。（海风藤 Piperis Kadsurae Caulis）

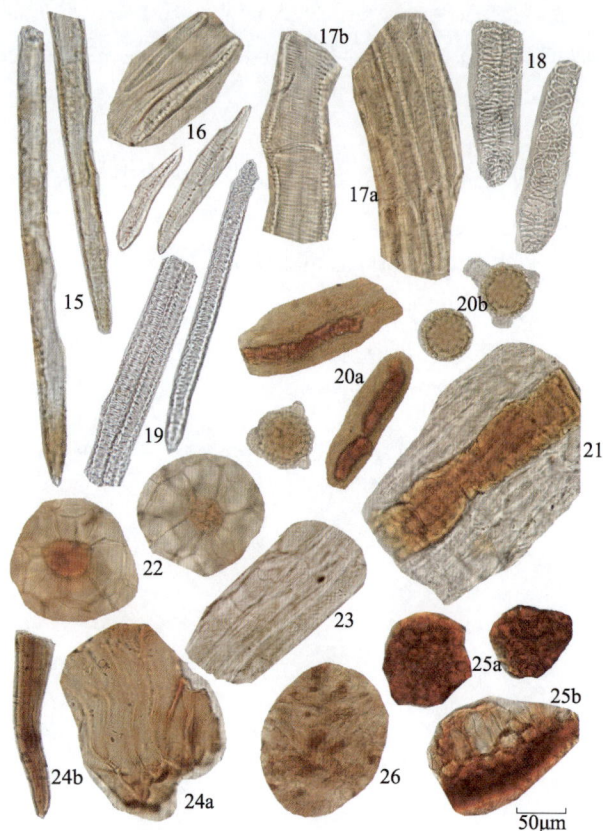

图 2 - 82　散风活络丸（二）

15. 桂枝（韧皮纤维）；16. 黄芩（韧皮纤维）；17. 木香（a. 木纤维；b. 网纹导管）；18. 川芎（网状螺纹导管）；19. 威灵仙（纤维管胞）；20. 红花（a. 分泌细胞；b. 花粉粒）；21. 防风（油管）；22. 香附（分泌细胞）；23. 当归（纺锤形薄壁细胞）；24. 骨碎补（a 鳞片碎片；b. 毛状物碎片）；25. 草豆蔻（内种皮厚壁细胞 a. 表面观；b. 断面观）；26. 熟地黄（薄壁细胞）

（5）草酸钙结晶直径约至 7μm，散在于薄壁细胞中。（牛膝 Achyranthis Bidentatae Radix）

（6）草酸钙结晶呈细小颗粒状，布满于表皮细胞的外壁；角质层厚约至 18μm；内陷气孔长圆形，侧面观保卫细胞呈电话筒状。纤维细长，壁厚，亦布满草酸钙细小方晶，形成嵌晶纤维。（麻黄 Ephedrae Herba）

（7）草酸钙砂晶存在于根下皮细胞中，细胞表面观类长方形，壁细波状弯曲，其间有分泌细胞，类圆形，壁薄，微弯曲，含黄绿色粒状分泌物。（细辛 Asari Radix et Rhizoma）

（8）草酸钙簇晶直径 7～41μm，存在于壁稍弯曲细胞中，含晶细胞常数个纵向排列成行。（赤芍 Paeoniae Radix Rubra）

（9）草酸钙簇晶大，直径 70～106（～124）μm，棱角宽钝。（大黄 Rhei Radix et Rhizoma）

（10）草酸钙方晶存在于纤维束周围的细胞中，形成晶纤维，含晶细胞壁不均匀增厚，木化。分泌细胞类圆形，分布于薄壁细胞间，直径 20～42μm，内含橙黄色或棕红

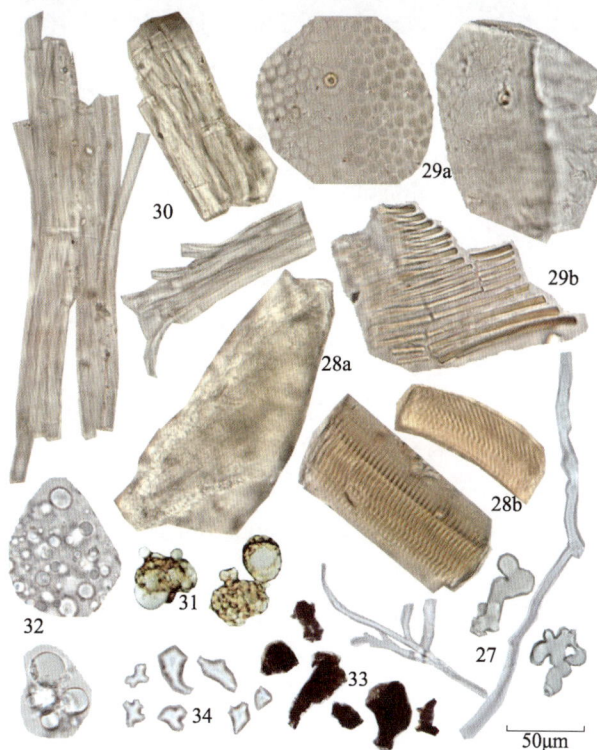

图 2 - 83 散风活络丸（三）

27. 茯苓（菌丝及多糖团块）；28. 乌梢蛇（a. 骨碎片；b. 横纹肌纤维）；29. 蜈蚣（a. 体壁碎片；b. 气管碎片）；30. 地龙斜纹肌纤维；31. 人工牛黄；32. 乳香；33. 赭石；34. 冰片

色物。（石菖蒲 Acori Tatarinowii Rhizoma）

以石细胞为主

（11）种皮石细胞橙黄色或淡黄色，多单个散在，侧面观贝壳形、类圆形或类方形，直径 25～158μm，底部壁薄，孔沟、纹孔较密，拱起部分壁厚，层纹明显。（桃仁 Persicae Semen）

（12）木栓石细胞近无色，单个散在或数个成群，多角形或斜方形，一边或一端较尖，直径 25～50μm，长约至 100μm，孔沟较稀疏。（党参 Codonopsis Radix）

（13）石细胞无色，类长方形或类方形，直径约至 100μm，壁厚 5～16μm，层纹明显，纹孔圆形、斜裂缝状或人字形。（制附子 Aconiti Lateralis Radix Praeparata）

（14）石细胞黄色，类长方形或方形，直径约至 98μm，壁厚 2～12μm，孔沟较稀而宽，具不规则条纹状、网状裂纹，纹孔较大，孔沟较稀而宽。（制草乌 Aconiti Kusnezoffii Radix Cocta）

以纤维或导管为主

（15）韧皮纤维色淡，多单个散在，梭形，直径 15～38（～48）μm，壁甚厚，木化，具裂纹，胞腔线形。（桂枝 Cinnamomi Ramulus）

（16）韧皮纤维淡黄色，单个散在或数个成束，常与薄壁细胞相连，梭形，两端略尖或钝圆，偶见短分枝，直径 13～33μm，长 51～200（～271）μm，壁甚厚，木化，孔沟细密。（黄芩 Scutellariae Radix）

（17）木纤维黄色，多成束，长梭形，末端倾斜且细长，直径15~23μm，孔沟细密，纹孔十字形、人字形。网纹导管分子短，直径24~74（~106）μm，网孔细长缝状。（木香 Aucklandiae Radix）

（18）网状螺纹导管直径10~25μm。（川芎 Chuanxiong Rhizoma）

（19）纤维管胞淡黄色，数个并列或单个散在，长条形，直径9~21μm，壁稍厚，边缘不规则波状弯曲，具缘纹孔或斜纹孔隐约可见，胞壁具螺状增厚的纹理。（威灵仙 Clematidis Radix et Rhizoma）

以分泌组织为主

（20）分泌细胞长管状，存在于花冠碎片中，直径5~46（~66）μm，内含黄色或红棕色物，有时可见小方晶，直径约至5μm，周围细胞多皱缩状弯曲。花粉粒深黄色，类圆形、椭圆形或橄榄形，直径41~60（~71）μm，外壁表面有齿状突起，具3萌发孔。（红花 Carthami Flos）

（21）油管多碎断，内含金黄色或黄棕色条块状分泌物，直径80~112μm，其周围无色薄壁细胞多皱缩。（防风 Saposhnikoviae Radix）

（22）分泌细胞类圆形，直径40~50（~70）μm，内含黄棕色或红棕色分泌物，其周围7~8个细胞做放射状排列。（香附 Cyperi Rhizoma）

其他植物细胞组织

（23）纺锤形韧皮薄壁细胞直径15~34μm，表面有微细斜向交错的网状纹理，有的具菲薄横隔。（当归 Angelicae Sinensis Radix）

（24）鳞片碎片黄棕色或红棕色，体部细胞长条形或不规则形，直径25~50（~75）μm，鳞片边缘具两细胞并生的毛状物，壁微弯曲。（骨碎补 Drynariae Rhizoma）

（25）内种皮杯状细胞成片，黄棕色或红棕色，表面观多角形，直径12~25μm，壁稍厚，非木化，胞腔内含硅质团块。（草豆蔻 Alpiniae Katsumadai Semen）

（26）薄壁组织淡灰棕色或深棕色，细胞多皱缩，含黑棕色类圆形核状物，直径6~13μm。（熟地黄 Rehmanniae Radix Preparata）

（27）菌丝无色，细长，直径3~8μm。多糖团块无色，不规则分枝状，末端钝圆。（茯苓 Poria）

动物组织

（28）骨组织碎片近无色，表面具微弯曲的细密纹理，骨陷窝梭形或类圆形，大小不一，骨小管较细而密。横纹肌纤维淡黄色或近无色，侧面观条块状，有细密横纹。（乌梢蛇 Zaocys）

（29）体壁碎片淡黄色或近无色，表面有多角形网状纹理、细小圆孔。气管碎片具棕色的螺旋丝，宽1~5μm，丝间布有无色点状物。（蜈蚣 Scolopendra）

（30）斜纹肌纤维无色，易散离或绞结成束，稍弯曲，直径3~8（~38）μm，边缘微波状。（地龙 Pheretima）

非细胞组织

（31）鲜黄色或棕黄色色素与淀粉粒黏合成团，有的淀粉粒染成黄色。（人工牛黄 Bovis Calculus Artifactus）

（32）淡黄色油滴与小颗粒聚集成团，遇苏丹Ⅲ试液油滴显红色。（乳香 Olibanum）

（33）不规则块片暗棕红色，边缘不整齐。（赭石 Haematitum）

（34）升华物呈不定形无色片状结晶，遇香草醛浓硫酸试液显紫红色。 （冰片 Borneolum Syntheticum）

【实验作业】

绘制散风活络丸中 10～15 味药材粉末的显微鉴别特征图。

Experiment 20　Traditional Chinese Patent Medicines（Ⅲ）—Microscopical Identification of Sanfeng Huoluo Wan

【Purposes】

1. Master the microscopical characters of Sanfeng Huoluo Wan.

2. Learn the microscopical identification method of traditional Chinese patent medicines.

【Material】

Sanfeng Huoluo Wan.

【Contents】

Observe the description of Sanfeng Huoluo Wan; take a small quantity of the powder, examine after treated with glycerol – acetic acid solution and chloral hydrate solution.

【Guides】

1. Formula

Zaocys（processed with wine）	20g	Scolopendra	10g	Pheretima	10g
Arisaema Cum Bile（processed）	10g	Bovis Calculus Artifactus	3.44g	Borneolum Syntheticum	1.75g
Saposhnikoviae Radix	30g	Clematidis Radix et Rhizoma	20g	Drynariae Rhizoma（stir – baked）	20g
Piperis Kadsurae Caulis	20g	Achyranthis Bidentatae Radix	20g	Ephedrae Herba	15g
Cinnamomi Ramulus	15g	Asari Radix et Rhizoma	10g	Aconiti Kusnezoffii Radix Cocta	20g

Aconiti Lateralis Radix Praeparata	15g	Typhonii Rhizoma（processed）	10g	Angelicae Sinensis Radix	15g
Chuanxiong Rhizoma	30g	Carthami Flos	15g	Persicae Semen	15g
Paeoniae Radix Rubra	30g	Olibanum（processed）	20g	Rhei Radix et Rhizoma（processed）	15g
Scutellariae Radix	30g	Rehmanniae Radix Praeparata	30g	Codonopsis Radix	30g
Atractylodis Macrocephalae Rhizoma（stir – baked）	20g	Aucklandiae Radix	20g	Acori Tatarinowii Rhizoma	15g
Cyperi Rhizoma（processed with vinegar）	20g	Alpiniae Katsumadai Semen	30g	Poria	15g
Haematitum	20g				

2. Description Reddish – brown to brownish – black big honeyed pills; odour, slightly aromatic, taste sweet and bitter.

3. Microscopical characters Take small amounts of powders, prepare slide with chloral hydrate solution, observe under microscope：（Fig. 2 –81, 2 –82, 2 –83）

The components which are identified mainly by crystals of calcium oxalate

（1）Raphides up to about 90μm long, occurring in shrunk mucilage cells, which up to about 95μm long.（Arisaema Cum Bile）

（2）Raphides 100 ~ 116μm long, occurring in subrounded or oblong mucilage cells, which up to about 166μm.（Typhonii Rhizoma）

（3）Needles 10 ~ 32（~ 56）μm long, irregularly filling in large parenchymatous cells.（Atractylodis Macrocephalae Rhizoma）

（4）Sandy crystals of calcium oxalate filling in parenchymatous cells, the cells containing crystals often linked with stone cells; stone cells subrounded, subsquare or subrectangular, 23 ~ 58（~ 78）μm in diameter, lumina containing sandy crystals or dark brown substances.（Piperis Kadsurae Caulis）

（5）Crystals of calcium oxalate up to about 7μm in diameter, scattered in parenchymatous cells.（Achyranthis Bidentatae Radix）

（6）Crystals of calcium oxalate showing minute granules, densely scattered in the outer walls of epidermal cells; cuticula up to about 18μm thick; sunken stomata long ellipsoid, guard cells telephone – tuber shaped in lateral view. Fibers slender, wall – thickened, scattered with fine prisms of calcium oxalate, forming intercalary crystal fiber.（Ephedrae Herba）

（7）Sandy crystals of calcium oxalate occurring in hypodermis of root, hypodermal cells subrectangular in surface view, walls sinuous, scattered with secretary cells, which subrounded, with thin walls, slightly curved, containning yellowish – green granule – shape secretion.

（Asari Radix et Rhizoma）

（8）Clusters of calcium oxalate 7 ~ 41μm in diameter, occurring in cells whose walls slightly curved, often longitudinally arranged in a row, some cells relatively small or shrunk, containing one to several crystals in a cell. （Paeoniae Radix Rubra）

（9）Clusters of calcium oxalate large, 70 ~ 106 （ ~ 124 ） μm in diameter, with broad and blunt angles. （Rhei Radix et Rhizoma）

（10）Fibers surrounded by cells containing prisms of calcium oxalate, forming crystal fibers, walls of cells containing crystals unevenly thickened, lignified. Secretary cells subrounded, located among parenchymatous cells, 20 ~ 42μm in diameter, containing orange or brownish – red substances. （Acori Tatarinowii Rhizoma）

The components which are identified mainly by stone cells

（11）Stone cells of testa orange – yellow or pale yellow, mostly scattered in single, shell – shaped, subrounded or subsquare in lateral view, 25 ~ 158μm in diameter, walls of base thin, pit canal and pits relatively dense, walls of arch thick, striations distinct. （Persicae Semen）

（12）Stone cells in cork nearly colorless, arranged singly or in groups, polygonal or oblique square, one side relatively acute, 25 ~ 50μm in diameter, up to about 100μm long, pit canals sparsely. （Codonopsis Radix）

（13）Stone cells colorless, subrectangular, up to about 100μm in diameter, walls 5 ~ 16 μm thick, striations distinct, pits rounded, oblique cleft – shaped. （Aconiti Lateralis Radix Preparata）

（14）Stone cells yellow, subrectangular or subsquare, up to about 98μm in diameter, walls 2 ~ 12μm thick, pit canals relatively densely and broad, with irregular stripe – shape and reticulate clefts, pits relatively large, pit canals relatively densely and broad. （Aconiti Kusenzoffii Radix Cocta）

The components which are identified mainly by fibers

（15）Phloem fibers colorless, mostly scattered singly, fusiform, 15 ~ 38 （ ~ 48） μm in diameter, walls relatively thick, lignified, with cleft – shape striations, lumina linear. （Cinnamomi Ramulus）

（16）Phloem fibers pale yellow, arranged singly or in bundles, often linked with parenchymatous cells, fusiform, slightly pointed or blunt at both sides, short branches occasionally visible, 13 ~ 33μm in diameter, 51 ~ 200 （ ~ 271） μm long, walls relatively thick, lignified, pit canals thin and dense. （Scutellariae Radix）

（17）Woody fibers yellow, usually in bundles, long fusiform, oblique and slender at end, 15 ~ 23μm in diameter, pit canals thin and dense, pits crisscross or V – shaped. Reticulated vessels short, 24 ~ 74 （ ~ 106） μm in diameter, the mesh slender – cleft shape. （Aucklandiae Radix）

（18）Reticulated spiral vessels 10 ~ 25μm in diameter. （Chuanxiong Rhizoma）

（19）Fiber tracheids pale yellow, several arranged side by side or singly scattered, long – strip shape, 9 ~ 29 μm in diameter, walls relatively thick, margins irregularly curved, bordered pits irregularly arranged, walls having spiral thickened striations. (Clematidis Radix et Rhizoma)

The components which are identified mainly by secretory tissues

(20) Secretory cells long tubular, occurring in the fragments of corolla, 5 ~ 46 (~ 66) μm in diameter, containing yellow or reddish – brown substances, small prisms sometimes visible, up to 5 μm in diameter, surrounded by shrunk curved cells. Pollen grains dark yellow, subrounded, elliptical or olivary, 41 ~ 60 (~ 71) μm in diameter, outer walls having dentate projections, with 3 germinal pores. (Carthami Flos)

(21) Vittae mostly broken, containing gold or yellowish – brown secretions, 80 ~ 112 μm in diameter, adjacent parenchymatous cells colorless, mostly shrunk. (Saposhnikoviae Radix)

(22) Secretory cells subrounded, 40 ~ 50 (~ 70) μm in diameter, containing yellowish – brown or brown secretions, 7 ~ 8 adjacent cells radially arranged in a circle. (Cyperi Rhizoma)

The components which are identified mainly by other plant tissues

(23) Parenchymatous cells in phloem fusiform, 15 ~ 34 μm in diameter, surface with very fine oblique crisscross striations, sometimes thin transverse septa visible. (Angelicae Sinensis Radix)

(24) Fragments of scale yellowish – brown or reddish – brown, body cells long – strip shape or irregular, 25 ~ 50 (~ 75) μm in diameter, margins with bicellular hairs, walls slightly curved. (Drynariae Rhizoma)

(25) Sclerenchymatous cells of endotesta in groups, yellowish – brown or reddish – brown, polygonal in surface view, 12 ~ 25 μm in diameter, walls slightly thickened, unlignified, lumina containing silica bodies. (Alpiniae Katsumadai Semen)

(26) Parenchyma pale grayish – brown or dark brown, cells mostly shrunk, containing blackish – brown subrounded nucleus – shape substances, 6 ~ 13 μm in diameter. (Rhemanniae Radix Preparata)

(27) Hypha colorless, slender, 3 ~ 8 μm in diameter. Masses of polysaccharides colorless, irregularly branched, ends blunt. (Poria)

The components which are identified mainly by animal tissues

(28) Fragments of bones nearly colorless, with curved dense striations, bone lacunas fusiform or subrounded, varying in size, bone canaliculus considerably thin, densely arranged. Striped muscle fibers pale yellow or nearly colorless, showing stripe or lump – shape in lateral view, with dense transverse striations. (Zaocys)

(29) Fragments of body walls pale yellow or nearly colorless, surface with polygonal reticulated striations and rounded pores. Broken pieces of trachea bearing brown spiral filaments, 1 ~ 5 μm wide, colorless punctiform substances scattered among filaments. (Scolopendra)

(30) Obliquely striated muscle fibers colorless, easily separated each other or twisted into bundles, slightly curved, 3 ~ 8 (~ 38) μm in diameter, margins sinuous. (Pheretima)

The components which are identified mainly by other characters

(31) Bright yellow or brownish – yellow pigments aggregated with starchy granules into masses, some starchy granules dyed in yellow color. (Bovis Calculus Artifactus)